AF341450

T 2|
108

T 2568.

LES MEDECINS A LA CENSURE.

OU ENTRETIENS SUR LA MEDECINE.

Par G. DE BEZANÇON D. M.

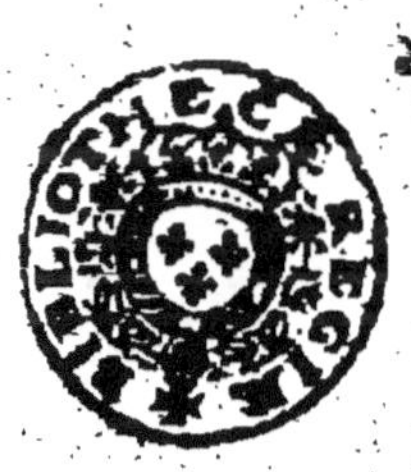 

A PARIS,

Chez LOUIS GONTIER, Libraire Juré,
sur le Quay des Augustins, à l'Image
S. Barbe, proche l'Hostel de Luynes.

M. DC. LXXVII.

Avec Privilege du Roy.

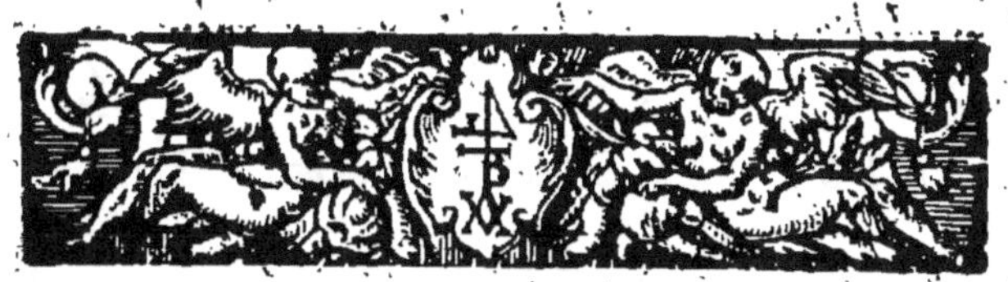

A MADAME
LOUISE HENRIETTE
DE COMINGE
COMTESSE
DE GRANDPRE'

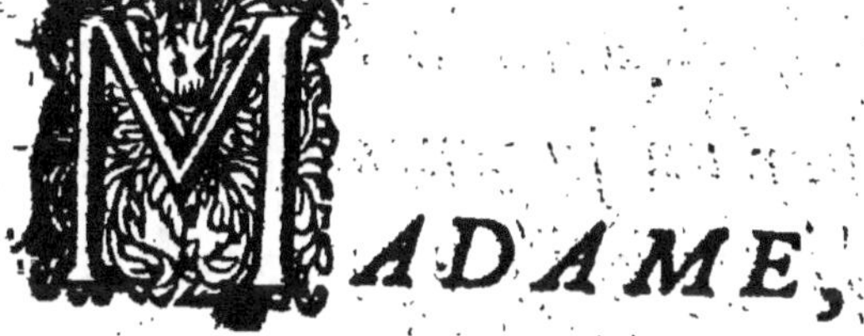

ADAME,

Les Medecins ont de tout temps esté exposez à la Censure

publique : il est peu de gens parmy le peuple qui n'ayent prononcé contre la vanité de leur art. Mais comme ils ont esté condamnez sans avoir jamais esté bien entendus, & que la plus part de ces Censeurs agissent ordinairement avec beaucoup d'obscurité & de passion, leurs decisions n'ont encore peu s'attirer tout le credit qui leur estoit necessaire. Les ennemis de la Medecine, dans le dessein de terminer cette question par un jugement plus autentique, réunissent aujourd'huy leurs forces, & viennent l'attaquer dans une dispute reglée : Les Medecins y défendent leur cauſe du mieux qu'ils peuvent contre leurs accuſateurs. De ſorte qu'il ne manquoit aux uns & aux autres qu'un juge plus ſage & plus éclairé, que ces premiers Cenſeurs. Pour prononcer avec autorité & diſcernement ſur un pareil demeſlé, ils avoient beſoin d'une perſonne illuſtre, judicieuſe, & deſintereſſée ; ils ont trouvé, MADAME, en la Voſtre toutes ces quali-tez. La Nobleſſe de Voſtre extraction, l'excellence de vos vertus, & de voſtre eſprit, vous diſtinguent aſſez dans le monde. La Maiſon des Comtes de Cominge, dont vous eſtes une illuſtre branche, fut autre-

fois souveraine, & trouve
dans ses alliances les Comtes
d'Armagnac, & la Royalle
Maison de Navarre. Celle
de Joyeuse à laquelle vous avez
uny la Vostre, n'est pas moins
éclatante par son Origine, par
ses Alliances, & par les ser-
vices qu'elle a rendus à l'Estat.
J'estallerois volontiers icy toutes ces choses, si chacun ne les
sçavoit aussi bien que moy. Je
devrois plustost, en m'attachant à la gloire qui rejallit de
vostre seule Personne, repre-
senter icy cette beauté Maje-
stueuse, où les graces & les caracteres de la vertu sont impri-
mez si sensiblement ; je devrois

décrire cette pieté libre & sincere, cette solidité & cette delicatesse d'esprit à qui rien n'é-
chappe; enfin cette constance &
cette égalité d'ame, qui me font
avoüer qu'en vous le beau sexe
peut bien aussi estre nommé le
sage, le spirituel, & le genereux; je devrois en effet des-
cendre dans le détail de ces vertus; mais vostre modestie,
MADAME, s'oppose à
ce devoir. Je sens mesme déja
qu'elle s'allarme du peu que j'en
ay dit. Lorsque je voudrois
faire un portrait au naturel,
elle enveloppe vos plus beaux
traits d'un voile d'écarlate. Je
le propose donc au moins ce voile

honorable, aux yeux de mes lecteurs, comme quelque chose qui doit excellemment relever le prix de vos autres vertus. Il doit en cette êbauche, comme dans les tableaux d'un peintre dont Pline fait mention, laisser à deviner beaucoup plus de choses, que je n'en puis exprimer. Si l'on veut y faire reflexion, on pourra percer ce beau voile ; & quiconque aura l'avantage de vous bien connoistre, MADAME, il n'aura pas de peine de s'arrester aux decisions d'un si digne Censeur. A mon égard, je ne sçaurois craindre pour le party des Medecins, si vous l'ap-

EPISTRE.

prouvez ; & je doute fort que
je le suive de bon cœur, si
vous le condamnez. Mais
quoy qu'il arrive, je seray satisfait, si mon travail peut
occuper vostre bel esprit pendant quelques heures, & s'il
peut interrompre de quelques
momens divertissans vos occupations toujours serieuses. La
matiere de ces entretiens est
assez à la mode ; on s'en est fait
en ce siecle un divertissement
ordinaire. J'espere au moins
que le present que je vous fais,
MADAME, vous sera
un témoignage certain de mon
affection, & que j'y trouve-
ray l'avantage de faire con-

noiſtre à tout le monde que je
ſuis avec reſpect,

MADAME,

Voſtre fidelle & tres-
obeïſſant ſerviteur
DE BEZANÇON.

AVERTISSEMENT.

CE Livre est un recit de plusieurs Entretiens, que trois personnes sçavantes firent sur la verité & l'utilité de la Medecine. La premiere sous le nom de Cariste est un homme celebre, qui ayant uny l'Etat Clerical à la profession d'Avocat, entend également le Droit & la Theologie; Cleante est un Gentilhomme qui possede assez les belles Lettres ; enfin Sosandre est un Medecin connu dans le monde. Les deux premiers picquez au jeu proposerent plusieurs objections contre la Medecine, ausquelles Sosandre tascha de répondre. D'abord les choses se passerent sans grande preparation : mais ensuitte, comme on avoit le loisir d'étudier les matieres, chacun de son costé fit differentes recherches. Sans rien changer dans l'ordre des questions, j'ay retranché quelques reparties & plusieurs interruptions de peu d'importance, ausquelles les entretiens sont sujets, parce que j'ay creu qu'elles en auroient rendu la lecture ennuyeufe. Mais cómme tous les points font difputez, & dépendent fouvent de quelques faits, je n'ay pû me difpenfer de rapporter les citations qui furent faites.

Mon deffein n'eft point d'ériger cet ouvrage en Apologie de la Medecine, il paffera fi l'on veut pour un jeu d'efprit, qui s'eft pleu de ramaffer tout ce qui fe peut dire pour & contre cette fcience. Les objections ny les traits picquans ne luy font point épargnez; le Lecteur jugera fi les réponfes font raifonnables. La raifon n'eft pas ce qui doit plus folidement établir le merite de la Medecine. Comme c'eft un art que ny le plaifir ny l'intereft, mais que la neceffité feule pretend avoir inventé: C'eft la neceffité feule de fon fecours qui doit eftre la meilleure preuve de fon exiftence. Ainfi il faut laiffer aux douleurs de la maladie le foin de fa défenfe. Si elles n'en viennent pas à bout, en vain tous les Medecins du monde fe piqueroient de le faire à force de raifonnemens.

LES

LES
MEDECINS
A LA
CENSURE.

PREMIER ENTRETIEN.

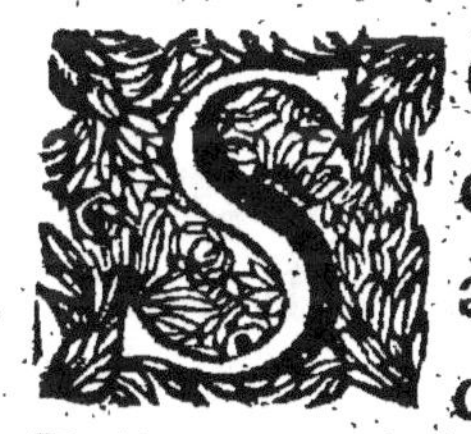 OSANDRE Medecin se promenoit avec un de ses amis dans le Jardin des Plantes examinant quelques Simples, lors qu'il entendit en une allée proche de l'endroit où il estoit, la voix de deux personnes qu'il pensoit connoistre; ils parloient assez haut pour fai-

A

re croire qu'ils ne difoient rien de fecret : c'eft pourquoy Sofandre s'arrefta pour les écouter. D'abord il ouit la voix de Carifte , qui ayant rencontré Cleante , luy demandoit quel livre il tenoit en fes mains.

C'eft, luy répondit Cleante, la Comedie du Malade imaginaire, dont je vis hier la reprefentation ; j'avois commencé d'en lire quelque Scene attendant Compagnie, je ne me laffe point de repaffer fur cette Piece, j'y trouve les caracteres touchez d'une maniere vive & delicate, le tour aifé.

Tout y eft admirablement conduit, ajoûta Carifte, d'un bout à l'autre on y voit regner une Satyre extremement fine, & bien pouffée.

Ah le charmant Comique,

reprit Cleante, deux heures ne me coulerent jamais si agrea-blement.

L'action de son fameux Au-teur, dit Cariste, triompha au-trefois en la representation de cette Piece, ses postures m'ont souvent diverty : mais je remar-quay un jour quelque chose qui me choqua.

Cleante qui avoit esté l'ad-mirateur perpetuel de ce Co-medien celebre, luy demanda avec empressement quelle estoit la faute qu'il avoit observée en luy.

C'est une bagatelle, répon-dit Cariste, connüe de tout le monde, c'est qu'il démentit une fois son caractere, & que d'un malade imaginaire il prit la pei-ne d'en faire un trop veritable. Son rôle estoit seulement de

A ij

contrefaire le mort, non pas aller de gayeté de cœur .....

Ah ! j'entens ce que vous voulez dire , l'interrompit Cleante , avec un souris, il est vray que ce trait sort du bon caractere. Ce n'est pas qu'aux grans Auteurs comme luy on n'accorde de certaines licences qu'on ne permettroit pas aux Poëtes & aux Comediens mediocres ; mais des licences de cette force-là sont un peu outrées.

Il a tort, adjoûta Cariste , il a tort, les autres fautes peuvent estre colorées ; celle de se laisser mourir , comme il disoit luy-mesme , ne souffre point d'excuse ; & Messieurs les Medecins ont droit de se récrier contre une mort qui n'est point arrivée dans les formes. Afin

que les chofes fe fiffent de bonne grace., il falloit au moins
quelque petite ordonnance.

Comme fon employ , repli-
qua Cleante, eftoit de divertir, je croy que par l'improm-
ptu de fon trépas il a voulu faire rire la Medecine qu'il avoit
tant de fois attriftée. Il l'a ber-
née d'une étrange maniere,
fans qu'elle ait jamais formé la
moindre plainte , fa patience
meritoit bien quelque petite
recreation.

En effet, dit Carifte , chacun regarde la Medecine comme un modele achevé de patience. Pour moy je la crois
malade à l'extremité , puifqu'elle eft mefme abandonnée de tous les Medecins. Pas
un d'eux n'a repliqué le moindre mot à fa deffenfe ; il y a

A iij

de la cruauté dans le traitement qu'on luy fait. Ce n'eſt
point d'un galand homme d'é-
gorger un ennemy, qui ſous les
piés de ſon vainqueur luy demande la vie. Depuis huit ou
dix ans que ce Poëte maſtinoit
la Medecine, elle avoit eſſuyé
ſes railleries avec une conſtan-
ce de heros ; ſa miſere ne devoit elle pas luy faire pitié, &
la parer du dernier coup mor-
tel dont il l'accable en cette
Comedie ?

J'avouë, dit Cleante, que la
touche eſt rude, & Meſſieurs
les Purgons y ſont purgez d'une
doze un peu forte. Mais dites-
moy, peut-on mettre trop en
ſon jour la momerie de ces charlatans, qui ſous la figure de
gueriſſeurs, ſont les veritables
peſtes du genre humain.

A quoy penſez-vous donc, l'avertit Cariſte, ignorez-vous que vous eſtes ſur les terres de la Medecine ? Parler ainſi dans le Jardin des Plantes, c'eſt à la barbe d'Eſculape ſe rire de ſon pouvoir. Les Medecins ſont vindicatifs. S'ils viennent à vous entendre, vous eſtes ſeur, que quand vous tomberez malade, ils ne voudront jamais vous ordonner la moindre ſaignée, ny le plus petit lavement: ou s'ils vous font quelque ordonnance, craignez quelque choſe de pis, leur colere eſt mortelle.

Je leur permets de me tuer, répondit Cleante, quand j'auray recours à leurs ordonnannances. Ils gagneront peu de mon argent; & ſi je deſire les voir, ce n'eſt que pour les fronder à mon aiſe. Je vou-

A iiij

drois pour beaucoup rencontrer icy quelqu'un de ces venerables Saigneurs, j'aurois un plaisir de Prince à les dauber.

Il est aisé, dit Cariste, d'en trouver en ce lieu, & j'ay de la joye d'estre avec vous de compagnie, pour attaquer ces pedans meurtriers. J'ay depuis long-temps fait un amas de puissantes raisons contre leur art; il faut que j'en décharge une fois mon cœur.

Sosandre qui ne pouvoit gueres éviter leur entreveuë, & qui d'ailleurs estoit bien aise de lever les scrupules qu'ils avoient sur la Medecine, tourna ses pas vers l'allée où ils estoient. Si tost qu'ils l'eurent apperceu, ravis de trouver leur proye, ils vinrent au devant de luy, concertant entre eux la maniere de l'attaquer ; & aprés s'eftre faluez civilement l'un l'autre. Cleante luy ad-dreffa ces paroles :

Je vous amene , Sofandre , un incredule , qui dans le plus beau Temple qu'on ait dreffé à la divinité d'Efculape, fe rit de fon pouvoir. Vous qui eftes un de fes Preftres , je vous prie de tenter fa converfion.

Je ne fuis pas d'avis , répondit Sofandre, d'y faire de grands efforts. Ces fortes de railleries ne m'effarouchent jamais. Au contraire je me réjoüis de voir Carifte en humeur de s'égayer.

Vous montrez, dit Carifte, une complaifance extreme-ment commode , mais je ne fçay fi le fond du cœur eft bien d'accord avec un exterieur fi in-different pour la Medecine.

Croyez-moy de grace af-
fez voftre amy, répondit Sofandre, pour en ufer ainfi. Je me
plais de voir en ceux que j'aime
tous les fignes de fanté ; il
n'en eft point en ce fiecle de
plus certain que de rire de la
Medecine : comme au contraire, le refpect qu'on luy rend eft
la plus feure marque d'une maladie preffante.

Quelque changement , re-
prit Carifte , qu'il arrive dans
ma fanté, il ne s'en fait aucun
dans mon humeur. Sain ou malade , toujours égale averfion
pour la Medecine.

Et moy , adjouta Cleante ,
je ne me contente pas de cela.
Le fentiment de Montaigne
eft ce qui me faut : Je méprife
bien toujours la Medecine, dit-
il , mais quand je fuis malade, au

Effais de
Montá-
gne iv.
1, ch. 3.

lieu d'entrer en composition «
avec elle, je la hay & la crains «
... davantage ; & je ré- «
... à ceux qui me pressent de «
...rendre Medecine ; qu'ils at- «
...tendent que j'aye repris mes «
... pour avoir plus de «
... de soustenir l'effort & «
... de leur breuvage. «
... Montaigne a raison, dit So-
...andre, de nous marque dans
... le caractere d'un ef-
... fort. Qu'a-t-on besoin en
... de Médecine & de Méde-
... la vie en dan-
... tourmentent toujours les
...mes, & pour ces grands
... se font encore bien
... Que sert de dissimuler?
... est un double sup-
... force de vuider la
... des veines du malade,
... sens fort juste au

Proverbe : *Qui perd son bien perd son sang.*

Vous le prenez finement, repliqua Cleante, le tour goguenard est d'un grand secours à se tirer d'un mauvais pas : Mais de grace, treve de raillerie. La necessité & la verité de la Medecine est un point que nous voudrions examiner avec vous, il faut s'expliquer nettement, ou la plaisanterie nous sera suspecte.

La raillerie, répondit Sosandre, a tellement usurpé le sujet de la Medecine, qu'elle semble avoir acquis prescription contre la raison, & qu'on ne doive défendre nostre art, qu'en riant avec les autres : mais puisqu'aujourd'huy vous voulez bien vous en tenir aux decisions de ce Juge serieux, j'en suis ravy.

Obligez-nous , dit Cariſte, de nous détromper aujourd'hui. Franchement, j'ay toujours ſenty beaucoup de froideur pour la Medecine, & je ne croy pas en revenir jamais qu'on ne m'ait ſolidement convaincu de ſon merite.

Nous en viendrons à bout, répondit Sofandre , ſi vous prenez la peine de conſiderer, que la Medecine poſſede tous les avantages qu'une ſcience peut avoir. La nobleſſe de ſon objet ne reçoit pas de difficulté. Elle s'occupe à la contemplation de tous les eſtres de la Nature. Et voyant qu'entre eux il n'en eſt point de plus noble que l'homme, & que l'Oracle luy donna autrefois pour la plus impor-tante partie de la Sageſſe, le precepte de ſe connoiſtre ſoy-

mesme , noſtre art ſe devouë
particulierement à la connoiſſance de ce chef-d'œuvre que
Dieu prit plaiſir de former de
ſes propres mains ; il examine
les puiſſances de ſon ame, &
developpe juſqu'aux plus ſecrets replis de ſon corps. L'u-
tilité de ce meſme art paroiſt
en ce qu'il ne connoiſt pas ſim-
plement pour connoiſtre, comme le Phyſicien , le Mathema-
ticien , & les autres ; mais qu'il
rapporte toutes ſes lumieres à
la pratique & à l'avantage de
l'homme ; il ne luy procure pas
un plaiſir paſſager & ſuperflu,
comme la peinture , la muſique,
la poëſie ; ou les biens incon-
ſtans de la fortune , comme la
juriſprudence , mais la ſanté du
corps , le fondement de tous
les biens. La Medecine imite

en cela de plus prés qu'il est pos-
sible l'Auteur de la Nature. Luy
seul donne la vie aux hommes,
& de tous les arts la Medecine
seule peut la conserver & la
défendre contre la maladie: *Les
hommes*, dit Ciceron, *n'appro-
chent jamais plus prés de la divinité, que lors qu'ils conservent la
vie aux autres.* C'est pourquoy
les anciens convaincus de son
merite ont reconnu qu'elle
estoit descenduë du ciel, & ont
divinizé ses inventeurs.

    Cet honneur, l'interrompit
Cariste, luy estoit assez deû
alors ; & puisque les Anciens
ont bien divinizé les dragons,
la guerre, la fievre & la mort,
pourquoy auroient-ils refusé la
mesme gloire aux inventeurs
de la Medecine, qui font du
moins autant de biens aux hom-

Homines
ad deos
nulla re
propius
accedunt
quam sa-
luté ho-
minibus
dando.
Cic. orat.
pro Mar.
Plin. hist.
nat. lib.
29.c.1.

mes que tous ces fleaux? Ils penſoient adoucir par leurs reſpects ſa puiſſance redoutable. C'eſt à ce titre que voſtre art a pu s'attirer les encens. Nous ne ſommes point en diſpute de ſa nobleſſe. Il eſt queſtion de ſçavoir ſi cet art eſt la veritable Medecine que nous cherchons. Je pretens que vous n'en avez que le fantoſme que vous reveſtez de titres pompeux pour ébloüir les foibles eſprits ; mais à l'égard du veritable art de guerir, je nie abſolument que les hommes le poſſedent.

Vous me mettez, repartit Sofandre, en beau chemin, & j'embraſſe volontiers l'occaſion que vous m'offrez d'établir une bonne fois l'eſtre de la Medecine. Ses fondemens ſont ſi bien aſſis, qu'il eſt peu de

ſcience

ſcience qui en ait d'auſſi fér-
mes. La Juriſprudence eſt fondée ſur les loix, auſſi changean-
tes que le caprice des hommes;
la Rhetorique & les Humanitez,
la Morale, la Logique, & preſque toute la Philoſophie, ſont
appuyées ſur la raiſon humaine,
qui eſt ſi trompeuſe & ſi bizar-
re, qu'elle a autant de differents
gouſts, qu'il y a de teſtes. La
Medecine ne ſe contente pas
de cet appuy, elle veut encore aſſeurer ſes fondemens ſur
la fermeté de l'experience. On
ne douta jamais qu'une experience juſte & reglée ne fuſt la
plus ſeure voye pour nous conduire à la verité. La raiſon que
quelques-uns ont pris pour un
guide toujours fidelle dans la
recherche du vray, eſt ſouvent
ſujette aux égaremens, & elle

B

est contrainte à la simple veuë
de l'experience, de condamner mille faux préjugez qu'elle
avoit formez, pour s'estre écar-
tée de sa conduite : mais lors
que toutes deux jointes ensemble concourent à l'établisse-
ment d'une verité, il faut renoncer au bon sens, pour balancer sur la certitude de leur témoignage. Sur ces principes
receus d'un chacun, jugez de
la stabilité de nostre art, qui est
fondé sur la raison, jointe à
l'experience aussi ancienne que
le monde. Si les choses qui ont
duré un long espace de temps,
portent en leur antiquité des
preuves indubitables de leur
merite & de leur fermeté, que
pensez-vous de la Medecine, la
plus necessaire & la premiere
des sciences ? L'homme n'ayant

point de plus anciens & de plus
redoutables ennemis que la maladie & la mort, son premier
soin a esté de chercher des armes pour se parer de leurs at-
teintes. Ainsi on ne peut douter que la Medecine n'ait de
tout temps esté l'occupation des
hommes. C'est pourquoy les
plus anciens Auteurs en ont
parlé comme d'un art qui estoit
déja en vogue devant eux.
Esculape fils d'Apollon fut estimé si sçavant en la guerison des
maladies, qu'on luy dressa des
Temples ; & ses deux fils Ma-
chaon & Podalirius se rendi-
rent fameux par les cures qu'ils
firent en l'armée des Grecs qui
assiegeoient la ville de Troye,
Nous tenons cette verité du
Poëte Homere le plus ancien
des Sçavans, lequel a donné

Homerus
primus
doctri-
narum &
antiqui-
tatis pa-
rens.
*Plin hist.
nat. l.25.*

B ij

tant d'eloges à la Medecine, que son témoignage suffit pour la rendre recommandable.

Depuis ce temps Salomon instruit par la bouche mesme de Dieu, des mysteres de la Medecine, composa un livre qui contenoit les vertus de toutes les plantes, & les remedes à toutes les maladies, d'où les Grecs tirerent les secrets de la Medecine. Cette science dés le commencement du monde a continué dans une posture honorable. Ses lumieres se sont augmentées de jour en jour, & se sont fortifiées par l'experience de cinquante siecles, & vous nous venez dire aujourd'huy que cette science est une illusion. Voila certes un fantosme qui n'est pas du commun: les autres sont d'une nature

Cedre-nus.

fragile, & disparoissent en un moment : celuy-cy est un fantosme stable & opiniastre. C'est une chose assez rare qu'une illusion, qui pendant cinq mille ans abuse tous les hommes. J'avois ouy dire autrefois que la Verité est la fille du Temps, que ses dents qui n'épargnent pas la bronze ny le marbre, ont bien-tost déchiré le voile du mensonge ; c'est pourquoy, voyant que malgré la jalousie des Sçavans, & la calomnie des peuples, la Medecine s'est conservée dans le mesme éclat durant cette longue suite de siecles; je pensois qu'on n'oseroit plus entreprendre de la détruire. Mais vous allez, Cariste, faire aujourd'huy ce grand coup que tous les autres qui vous ont precedé n'ont pû faire.

B iij

Que vous allez faire un grand
bien au monde, de le délivrer
de ce maudit fantofme. Mais
prenez garde en le ruinant de
faire tort à la veritable Religion dont vous devez défendre
les interefts. Vous n'avez pas
de plus forte preuve de fa verité contre les athées & les li-
bertirs, que celle de fon ancienne & conftante durée parmy les attaques de tous fes per-
fecuteurs : la Medecine employe aujourd'huy à fa deffenfe
la mefme raifon contre vous,
fongez à la bien ménager.

J'en auray foin, repartit Carifte, la chofe eft de confequence, & je vois bien qu'il
faut avoüer qu'il y a un art de
la Medecine, qu'il eft noble,
utile, & auffi ancien que le
monde. Tout cela eft vray, &

j'accorde encore plus , qu'il est aussi ancien que Dieu mesme. *Je sçay, dit Petrarque, que quand il n'y auroit aucun homme au monde, la Medecine & les autres Arts ne periroient pas pour cela : leur essence immortelle subsisteroit encore d'une maniere abstraite & separée de tous sujets , ou bien dans l'idée seule de Dieu.* C'est de cette façon seule que je pretens que la Medecine a toujours subsisté. A l'égard des hommes vous nous faites bien voir que de tout temps ils se sont empressez à sa recherche , mais vous ne prouvez pas qu'ils l'ayent jamais trouvée : ils n'en ont tout au plus possedé que l'ombre & le fantosme, comme j'ay dit. Dieu seul qui a pû former l'homme, s'est reservé le droit

Petrarcha l. 12 rerum senil. epist. 3.

de le conserver ; les hommes peuvent bien ravir, mais non pas rendre ny prolonger la vie. C'est pourquoy il declare en l'Ecriture qu'il n'approuve pas la confiance qu'on auroit aux remedes de la pretenduë Medecine des hommes : il reprend mesme le Roy Asa d'avoir imploré le secours des Medecins en sa maladie, & de s'estre asseuré à leur vaine science, au lieu de recourir à son pouvoir divin : *Ægrotavit Asa dolore pedum vehementißimo, nec in infirmitate sua quasivit Dominum, sed magis in Medicorum arte confisus est.* C'est un avertissement aux malades de n'attendre point leur guerison des hommes, mais de Dieu seul le veritable Medecin. S'ils en agissent autrement, ils pevuent se promettre

2. Paral. 16.

promettre la mesme issuë de leurs maux que le Roy Asa, qui au milieu de tous ses Medecins mourut aprés deux années de douleurs étranges ; & pour toute ressource & consolation, ils pourront faire graver sur leurs tombeaux l'epitaphe de l'Empereur Adrien : *Turba Medicorum perii.*

Si le Roy Asa, répondit Sosandre, est repris en l'Ecriture, ce n'est pas à cause de l'estime raisonnable qu'il pouvoit avoir de la Medecine : mais parce qu'il manqua de respect à l'égard de Dieu. Ce Prince, dit le profond Commentateur Tostat, avoit fait attacher les fers aux piés du Prophete Hanani, parce qu'il l'avoit repris de son peché, & Dieu en punition de cette injuste rigueur, l'affligea «

Tostat. c. 16. *l.* 2. *Paral.* 9. 3.

C

» de la goutte en la mesme par-
» tie, que dans la personne du
» Prophete il avoit chargé de
» chaines : au lieu de reconnoistre
» la main de Dieu qui le frappoit
» si visiblement pour l'attirer à la
» penitence, il s'obstina dans sa
» malice, & dédaignant le se-
» cours divin qu'il devoit im-
» plorer le premier, il s'imagina
» que les seuls Medecins auroient
» le pouvoir de le guerir, au refus
» & comme en dépit de Dieu.
Toute cette explication est du
mesme Tostat sur le passage que
vous avez cité, & là dessus il
fait cette reflexion judicieuse,
que quand Dieu, par une voye
extraordinaire & surnaturelle,
afflige luy-mesme les hommes
de quelque maladie, il ne faut
pas mettre sa confiance en la
science des Medecins, parce

qu'alors ils ne peuvent pas guerir : mais que si les maladies
suivant la voye ordinaire sont
produites par le concours des
causes naturelles , il faut en
ces occasions se confier en l'art
de la Medecine.

Cette explication contient
une leçon d'un grand usage
dans les maladies : mais quand
nous nous arresterions simple-
ment au texte du passage que
vous nous opposez , je ne voy
pas qu'on en peust tirer aucune
consequence contre la Medecine. Il reprend le Roy Asa
d'avoir eu plus de confiance
en la Medecine que non pas en
Dieu : *Nec in infirmitate sua
quæsivit Dominum , sed magis
in Medicorum arte confisus est.*
Le peché de ce Prince est donc
cette preference abominable ;

& que peut la Medecine avoir
de commun avec un crime ſi
odieux, pour craindre que la
condemnation que l'Ecriture
en fait, luy donne aucune at-
teinte ? C'eſt une folie à un malade de croire que ſa gueriſon
dépend du Medecin , quand
Dieu eſt reſolu de ſatisfaire ſa
vengeance par les rigueurs d'u-
ne maladie qu'il luy envoye exprés ; mais c'eſt une extrava-
gance bien plus criminelle de
preferer la ſcience douteuſe
d'un Medecin au ſouverain
pouvoir de Dieu ſur les maladies.

Comme Dieu eſt le Maiſtre
abſolu de toutes choſes ; & la
ſource de tous les biens créez,
la ſanté & la vie les plus conſiderables d'entre eux ſont des
écoulemens qui partent de ſon

soin. Les Medecins ne sont que
les causes secondes, & les foibles instrumens dont Dieu se
sert pour communiquer aux
hommes ces grands biens. De
sorte que de negliger Dieu dans
la maladie & courir au Medecin, c'est preferer en infidelle
l'instrument à la cause, la creature au Createur, & le neant à
Dieu. Et puisque vous m'avez
jetté sur l'Ecriture, permettez
qu'en moralizant un peu, je tra-
ce icy le chemin par où l'Ecclesiastique veut que les malades
cherchent leur santé.

Quand quelqu'un se sent donc
frappé de la maladie, il doit
premierement fléchir la Mise-
ricorde divine par la penitence,
les oraisons, & les actions de
charité : *Mon fils, dans la ma-*   Ecclesia-
stici c. 38.
ladie ne te neglige pas toy-mes-

C iij

me, mais prie Dieu, nettoye
ton cœur de tout peché, presente
à Dieu des offrandes agreables.
Ces saintes dispositions attire-
ront du Ciel la guerison qu'il
desire, & c'est luy qui te guerira. C'est donc Dieu qui guerit
proprement, & non pas le Medecin. L'homme ne peut s'attribuer dans ses actions que ce
qui s'y trouve de deffectueux,
tout ce qui s'y distingue d'estre
& de perfection appartient à
Dieu en proprieté. C'est luy
qui a donné aux plantes les
vertus medicinales, qui dirige
l'esprit du Medecin dans le
choix qu'il en fait, & qui en
benit l'effet dans l'application.
Lors que les remedes ont reussi
heureusement le Medecin peut
bien dire qu'il a visité le malade, qu'il a appliqué les dro-

gües suivant son art , non pas
se vanter arrogamment, comme plusieurs font, d'avoir guery celuy-cy , retiré celuy-là du tombeau; c'est usurper une gloire qui doit estre reservée à Dieu. Japis Medecin , tout Payen qu'il fust , parloit bien plus modestement , aprés qu'Enée par son assistance , eut recouvert la santé :

Non hæc humanis opibus , aut
    arte magistra
Proveniunt , neque te , Ænea,
    mea dextera servat ,
Major agit Deus.

Aprés que le malade a invoqué le secours du Ciel, la seconde démarche qu'il doit faire , c'est de chercher le Medecin : *Appelle le Medecin , & qu'il ne te quitte pas , parceque ses soins te sont necessaires.* L'Ecri-

Da locũ Medico & non discedat à te quia opera ejus sunt necessaria. *Ecclesiastici.*38.

ture sainte ne peut se contre-
dire. Elle commande dans nos
maladies, d'appeller le Medecin, & de le retenir soigneusement auprés de nous. Elle est
donc bien éloignée de nous défendre son usage, & la confiance raisonnable en son art.
Cela est si constant, qu'il commande qu'on luy rende l'honneur & le respect : *Honore le*
Medecin. Ces commandemens
seroient fort inutiles & ridicules, si la Medecine estoit seulement en l'idée de Dieu, & nul-
lement entre les hommes : parce qu'il n'y auroit aucuns Medecins qu'on peust appeller à
son secours, & à qui l'on peust
rendre cet honneur. Mais le
mot qui suit : *Parce que tu en as*
besoin, prouve encore l'existence de la Medecine : car si

Ibid.

le Medecin est si necessaire;
Dieu, qui par sa Providence ne
manque jamais de fournir à ses
creatures les choses necessaires,
ainsi que les Payens mesmes
l'ont asseuré, ne l'aura pas sans
doute oublié dans une necessité
si pressante. En effet l'Ecriture
nous apprend qu'il y a pourveu.
Dieu tout puissant a creé le Me-
decin. Si Dieu a fait des Medecins; il en est donc de veritables sur la terre. Nostre question est enfin decidée en termes formels au mesme lieu par
ces mots : *La science du Mede-* ^{Discipli-}
cin attirera les honneurs sur luy. na Medi-
Voila ce me semble la science ci exalta-
du Medecin, dont vous niez illius.
l'existence, établie nettement *Ibid.*
dans l'Ecriture; qui aprés avoir
prouvé sa verité & sa necessité,
prend encore soin de publier

sa gloire, en disant qu'elle se doit attirer chez les Grands du monde les loüanges & les honneurs : *Il sera loüé en presence des Princes de la terre.* Peut-on dire aprés cela quelque chose de plus précis à l'avantage de la Medecine ?

Je me doutois bien, dit Cariste, que vous m'alliez faire valoir de la sorte ce passage. Mais qui soutiendroit qu'il ne dit rien en faveur de vostre art, & que ces paroles doivent s'entendre du Medecin spirituel, répondroit en peu de mots au grand commentaire que vous en avez fait. Il ne diroit pourtant rien que ce qu'a dit le docte Rabanus.

Je sçay, répondit Sosandre, que quelques Docteurs ont expliqué mystiquement les lieux

de l'Ecriture que je viens de citer. Cette explication n'empesche pourtant pas qu'ils
n'ayent leur sens litteral, qui
doit s'appliquer au Medecin
corporel, selon la Regle de
saint Augustin, que l'Eglise suit
toujours en l'interpretation de
l'Ecriture sainte. Il enseigne
qu'on doit l'expliquer à la lettre
lors que le sens litteral ne cho-
que, ny la sainteté de nos mysteres, ny celle des mœurs.
Aussi presque tous les saints
Peres, & les Commentateurs
de l'Ecriture expliquent du
Medecin corporel ces textes
de l'Ecclesiastique. Entre autres
Estius, Tyrinus, Menochius,
Denis le Chartreux, que vous
pouvez consulter. La lecture
seule du mesme chapitre con-
firme cette verité par ces mots:

Le Tout puiſſant a creé de la terre les remedes; qui ne peuvent s'entendre que des remedes materiels tirez du ſein de la terre : *Et l'Apoticaire fera des compoſitions agreables & propres à la ſanté.* Il parle en cet endroit de l'Apoticaire qui prepare les remedes ſuivant l'ordonnance du Medecin, Conſultez enfin les autres endroits de l'Ecriture, vous n'y trouverez rien de ſi nettement étably que la neceſſité de la Medecine. Au 21. chapitre de de l'Exode , Dieu condamne celuy qui par ſes violences auroit cauſé à ſon ennemy quelque maladie, de payer les ſalaires des Medecins. C'eſt donc une marque qu'ils meritent ces payemens , ils ne les peuvent meriter, que parce qu'ils

Impenſas in Medicos reſtituar. Exod. 21.

contribuent à la guerison , &
qu'ils sont de vrais Medecins.
Saint Paul ne donne point de *Coloss. 4.*
qualité plus honorable à saint
Luc que celle de Medecin son
intime amy. Et le Fils de Dieu
mesme asseure dans l'Evangile *Matth. 9.*
que les Medecins sont necessaires aux malades. Il loüe mesme
expressement la charité du Sa-
maritain, qui secourant en Medecin le pauvre inconnu qu'il
rencontra, versa le vin & l'huile sur les playes & les contusions
dont il estoit couvert. Enfin
vous ne trouverez point de
profession au monde si bien
établie , & qui ait receu tant
d'eloges dans l'Ecriture sainte.
Il semble que le saint Esprit
prevoyant que la calomnie des
hommes s'opiniâtreroit davantage à décrier la Medecine, ait

voulu luy-mefme s'en rendre le protecteur & le panegyrifte.

Comme la fin de ma difpute, dit Carifte, n'eft pas la vaine gloire de difputer, mais la découverte feule de la verité, je n'ay point de peine à reconnoiftre, que tout ce que vous avez allegué eft tres-raifonnablement dit; cependant je ne conçois pas comment il fe peut faire que l'efprit de Dieu ait publié les loüanges d'une fcience qui a toujours paru directement oppofée à la Religion. Le Roy Ezechias s'en apperceut bien : car Cedrenus rapporte, que penfant que la Medecine eftoit contraire au culte divin, il fit brufler tous les livres de Salomon, qui contenoient les remedes à toutes les maladies, parce que le peuple y ayant recours, negligeoit de s'addreſſer à Dieu pour obtenir de luy la ſanté. Et depuis ce temps les Saints Peres de l'Egliſe, qui ſont les vrais interpretes de l'Ecriture, ont ſouvent declamé contre la Medecine, pour eſtre entierement oppoſée à l'eſprit du Chriſtianiſme & à la connoiſſance de Dieu comme l'écrit ſaint Ambroiſe : *Les regles de la Medecine ſont contraires à la connoiſſance des myſteres divins.* De quelle maniere accorder ces choſes avec les eloges de la Medecine.

La qualité que vous portez, repartit Soſandre, & l'étude qui vous occupe, devroient à mon avis vous charger pluſtoſt que moy du ſoin de concilier ces oppoſitions apparentes :

mais puifque vous ne voulez
pas le faire, je tafcheray d'en
trouver le fecret. J'avoüe que
ces heros du Chriftianifme, fe
font plaints quelquefois du foin
trop pointilleux de la fanté, qui
fervoit de pretexte aux lafches
Chreftiens, pour fe difpenfer
de la pratique des confeils E-
vangeliques, ou des œuvres pe-
nibles de precepte : comme l'on
voit au mefme lieu de faint
Ambroife, immediatement a-
prés les mots que vous avez
cité : *Les regles de la Medecine,*
dit-il, *font contraires à la con-*
noiffance des myfteres divins.
Et il adjoûte immediatement
aprés : *Elles détournent du jeû-*
ne, condamnent l'étude, & dé-
fendent tout exercice d'une me-
ditation profonde. Mais je foû-
tiens que, ny faint Ambroife,
ny

ny les autres Peres de l'Eglife,
n'ont jamais eu deffein de blâ-
mer l'ufage de la Medecine
dans les neceffitez reelles, au
préjudice de l'eloge que le S.
Efprit mefme en a fait. En un
mot ils ont condamné l'abus de
la Medecine, & non pas fon le-
gitime ufage dans les infirmitez veritables. Que fi pour
quelques legers abus qui s'y
peuvent commettre, l'on doit,
comme fit le Roy Ezechias,
fruftrer les hommes des grands
avantages qui leur en revien-
nent, quelle chofe au monde
fi excellente & fi profitable,
dont on ne ruine l'ufage. L'E-
criture fainte eft un livre divin,
qui purifiant nos penfées & nos
affections, nous conduit au
ciel: les Heretiques ne s'en
font-ils pas toujours fervis pour

établir leurs erreurs? Les Sacremens sont des tresors sacrez,
où Dieu mesme se renferme
pour se communiquer aux fideles; les hypocrites n'en abusent-
ils pas ordinairement pour
tromper les hommes? Il faudroit donc sur ce beau principe qu'on nous oppose suppri-
mer la science des livres sacrez,
& l'usage des Sacremens: qui
l'a jamais pensé?

Mais pour vous faire voir
comme les saints Peres s'accordent avec l'Ecriture sur
l'estime de la Medecine, je
veux vous en faire parler
des plus anciens & des plus
forts genies que l'Eglise revere.
Tertullien au livre *De Corona*,
avoüe qu'encore bien que la
Medecine chez les Payens eust
esté inventée par Esculape, qui

estoit une de leurs fausses divi-
nitez, neanmoins les Chrestiens, persuadez de sa necessité, ne faisoient aucune difficulté de s'en servir, aprés qu'I-
saye & saint Paul l'avoient pratiqué eux-mesmes, comme ils
se servoient des sciences dont
Mercure avoit esté l'inventeur.

Sa pensée s'exprime en termes plus forts au livre qu'il a intitulé *Scorpiace. Les hommes,
dit-il, ont cette malheureuse inclination de rejetter les choses salutaires, & d'embrasser celles
qui sont nuisibles, de fuir les remedes de la Medecine, & de
rechercher plustost la mort, que
leur guerison. Il ne faut pas s'en
estonner, ajoûte-t-il, il y a bien
des fous & des lâches.* Je serois
fasché, Messieurs, que vous

Hæc est perversi-tas homi-num salutaria excutere, exitiosa suscipere, medica male vitare, mori denique citius quàm curari desiderare. Plures enim stulti, plures timidi, & male vrecundi

44

fussiez compris en ce passage,
prenez-y garde.

Cleante à ce mot regarda
Cariste avec un souris, &
voyant qu'il estoit mal du costé
des Peres de l'Eglise, vouloit
détourner le discours. Mais Sosandre, qui ne vouloit pas prendre le change, je n'ay plus, luy
dit-il, que deux mots de saint
Augustin.

Voicy un passage, où il reconnoist ensemble la necessité
& la noblesse de la Medecine.
*La necessité, dit-il, est la cause
de tous les emplois des hommes,
mesme des arts les plus conside-
rables dont nous recevons de plus
grands secours, comme de la défense des Avocats & des remedes de la Medecine. Car enfin dans le monde ce sont là les
plus nobles emplois.* Vous voyez

Omniū
actionū
humana-
rum ma-
ter neces-
sitas : Ip-
sæ me-
morabi-
les artes
quæ ma-
gnè vi-
dentur
in subve-
niendo
patroci-
nia, lin-
guæ &
adjutoria
Medici-
næ, ipsæ
suæ enim

qu'il n'épargne rien, en cet endroit, à la loüange de la Medecine. Aussi estoit-il si bien convaincu de son merite, & de sa necessité qu'il accuse d'homicides ceux qui rejettent les ordannances du Medecin : & il commande en un autre endroit, que malgré le malade & toute sa resistance, on execute sur luy les ordres des Medecins. C'est traiter les ennemis de nostre art comme des insensez, & c'est en effet la qualité que leur donne le sçavant Tostat. Il n'en fait point à deux fois : *Personne*, dit-il, *ne peut douter que les choses naturelles ayent quelque vertu de guerir les malades, s'il n'est tout à fait insensé : ainsi il est évident que la medecine est un art utile & recommandable.*

in hoc seculo excellentes actiones. S. Augenar. in Psal. 83. Tract. 12, in Ioan.

S Aug. Regula 3.

Non potest quis negare nec dubitare, an res naturales virtutem habeant sanativam, nisi omnino insaniat, & sic apparet artem medicinæ proficuam esse atque commēdabilem, Tostat c. 16. l. 2. Paral. 9, 37.

D iij

La pratique des saints Peres est conforme à leur doctrine. Possidius rapporte que S. Augustin dans sa derniere maladie suivoit les conseils du Medecin. Il avoit défendu qu'on le détournast pour quoy que ce fust de l'application continuelle qu'il avoit aux choses divines, sinon lorsque les Medecins le venoient visiter, ou lors qu'il devoit prendre les alimens & les remedes qu'ils avoient ordonnez.

Le mesme esprit porta au dernier siecle les Peres du Concile de Trente à donner un exemple illustre de la deference qu'on doit à la Medecine. Le President de Thou recite en son Histoire, que Fracastor Medecin ayant averty les Peres de ce Concile, que le lieu où ils estoient assemblez estoit menacé d'une peste qu'il pré-voyoit, ils écouterent son avis, & transfererent le Concile à Boulogne.

Je ne sçay, dit Cariste, où vous avez pû faire tant de recherches favorables à la Medecine. Pour moy je vous conseille de vous en tenir à l'autorité de l'Ecriture, la raison ne vous seroit pas si commode.

Ce n'est pas encore fait, dit Cleante, du costé de l'Ecriture sainte, elle nous fournit de tres-grandes difficultez à opposer à tout ce que nous en a dit Sosandre. Je ne vois pas comment il pourra ajuster l'utilité de son art, qui promet de prolonger nostre vie, avec la determination infaillible que

Dieu a faite du nombre de nos jours.

Cette difficulté, dit Cariste, est de longue discussion, si vous m'en croyez, ce sera pour une autre fois. Chacun fut de son avis, & on remit la partie au lendemain chez Sosandre.

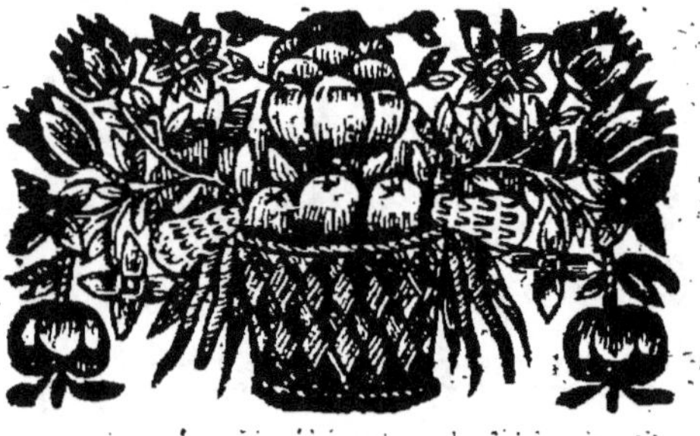

II. ENTRE-

II.ᵉ *ENTRETIEN.*

ARISTE & Clean-
te se rencontrerent
le jour suivant au
lieu qu'ils avoient
marqué pour continuer leurs
conversations. Sofandre qui
en fut averty les vint recevoir
aussi-tost, & aprés quelques civilitez faites, la compagnie témoigna qu'elle estoit en estat
d'écouter les difficultez qu'on
avoit eu envie de proposer le
jour precedent.

La Medecine , commença
Cleante, prouve son utilité, en
ce qu'elle peut par ses remedes prolonger nos jours &
éloigner la mort : la grandeur
de cette promesse en fait quel-

E

quefois concevoir de hautes idées, mais la verité de ses desseins, paroist si-tost qu'on fait reflexion que Dieu a déterminé le nombre de nos jours. *Les jours de l'homme sont courts*, dit le Prophete Job parlant à Dieu, *tu sçais le nombre de ses mois, & tu as mis des bornes à sa vie qui ne pourront estre passez.*

Et comment nos jours ne seroient-ils pas comptez, puisque le fils de Dieu nous asseure dans l'Evangile, qu'il sçait le nombre des cheveux de nostre teste, & qu'il n'en tombe pas un seul sans la volonté expresse de Dieu ; & representant à ses Disciples la vanité de leurs inquietudes pour la conservation de leur vie : qui de vous, leur dit-il, par l'effort de ses

pensées, peut agrandir sa tail-
le d'une seule coudée ? Ne vous
mettez donc point en peine de
l'entretien de voftre vie , ny
des chofes qui font neceffaires
à fa confervation , vous avez
dans le Ciel un pere qui fçait
tout ce qu'il vous faut. Defor-
te que Dieu ayant par une volonté abfoluë & infaillible arrefté l'inftant de noftre mort , qui
aura la temerité de croire que
les Medecins en vertu de leur
foible fcience , puiffent l'éloigner d'un feul moment. *Que
peut donc fervir aux hommes
la Medecine , fi ce n'eft*, comme dit Quintilien , *à endormir
les malades par la douceur de
fes belles promeffes. Pendant
qu'une fatalité irrevocable regle nos jours, nos maladies , &
noftre mort.*

*Fato vi-
vimus,
langue-
mus,mo-
rimur,
Medici-
na quod
præftas
nifi ut
juxta te
nemo
defperet?
Decl.8.*

E ij

L'accroiſſement de nos jours, répondit Soſandre, n'eſt pas le ſeul fruit que les hommes tirent de la Medecine, ils y trouvent encore le moyen de ſe preſerver des aſſauts de la maladie, & lors qu'ils en ſont ſaiſis, ils y trouvent le ſecret d'en abreger le cours, & d'en adoucir la violence. Le premier uſage de la Medecine eſtant donc perdu, il luy en reſteroit encore de tres conſiderables.

J'avoüe que de prolonger la vie, & d'écarter la mort, c'eſt à cette ſcience un avantage bien glorieux. C'eſt pourquoy j'aurois tort de ſouffrir qu'on luy dérobaſt cette gloire par un paſſage mal entendu; vous n'aviez garde, Cleante, d'entendre mieux l'Ecriture ſainte, puiſque vous employez à ſon explication l'erreur d'un Payen, prevenu de folle imagination du destin. Nous excusons cette ignorance dans le peuple, qui pense renverser les prudentes loix de la Medecine par cette aveugle réponse dont ils nous payent à tous momens : *Nos jours sont comptez.*

Mais je trouve étrange que Quintilien ait donné dans une opinion, que Ciceron, tout Payen qu'il fust, renvoye aux vieilles qui commencent à radoter, & que saint Augustin dit estre la marque d'un esprit troublé, & qui ne sçait à qui s'en prendre.

Cariste qui vit bien que l'objection touchoit une difficulté delicate, qui pouvoit laisser dans l'esprit de mauvais scrupules sur divers sujets, adressant sa

Anile sane & plenum superstitionis, fati nomen ipsum. Cic. l. 2. de Divin. Si cor tuum nõ esset fatuum nõ crederes fatum. Tract. 37. in Ioan.

E iij

parole à Sofandre : Je veux, dit-
il, vous faire voir aujourd'huy
que je ne fuis pas tant ennemy
de la Medecine, que je fuis amy
de la verité, en répondant pour
vous à l'objection de Cleante ; il
eft vray que mon fervice eft un
peu intereffé, & qu'à raifon de
mes emplois, j'ay quelque part
en cette réponfe.

Je fçay que noftre raifon trouve de la difficulté dans le rapport qu'elle fait du pouvoir qu'a
la Medecine de prolonger nos
jours, à la fcience & au decret
infaillible de Dieu fur la durée
de noftre vie. Mais cette difficulté ne regarde pas feulement
la Medecine, elle s'étend également à toutes les actions &
les conditions des hommes ; &
s'il faut, fur l'infaillibilité des
ordres divins, renoncer aux

conseils de la Medecine , il faut aussi rejetter tous les arts & tous les soins de la vie civile. Car comme Dieu sçait infailliblement l'heure de nostre mort , il sçait aussi parfaitement si nos ennemis nous vainqueront , si nos affaires iront bien , si nous serons riches , sçavans , élevez en dignité , & si nous serons sauvez. Ainsi les guerres , la poursuite des affaires , le commerce , l'étude des lettres , les soins de nostre fortune , & de nostre salut mesme , seront entierement inutiles ; par consequent il faudra bannir toutes les occupations des hommes, & vivre dans une stupidité semblable à celle des bestes. Enfin si nos jours sont si bien comptez & arrestez par l'ordre souverain de Dieu , que rien ne les

puisse abreger ny prolonger;
pourquoy, Cleante, vous servez-
vous journellement de nourriture ; la dépense que vous y faites
est superfluë, & vous vivrez
fort bien sans alimens. Pourquoi
craignez-vous un coup de fuzil
& un coup d'épée ? ces appre-
hensions sont pueriles, nos
jours sont comptez ; vous pouvez en toute seureté vous presenter à l'embouchure d'un ca-
non, comme faisoient autrefois les Turcs entestez de cette
opinion ridicule. Ce sont là les
belles consequences qui suivent
du contresens que vous donnez
aux paroles de l'Ecriture. *Cette*
explication erronée, dit Estius, *sur*
les paroles de Job que vous ob-
jectez, a porté plusieurs hereti-
ques à établir la fatalité inévi-
table du destin en la durée de

Estius
Commêt
in c. 14.
Iob.

noftre vie, & dans toutes les actions des hommes. Cette interpretation eft donc contraire à la raifon & à l'Ecriture fainte, qui reconnoift mefme en plufieurs endroits que noftre vie peut eftre prolongée, comme elle recite qu'il arriva au Roy Ezechias, au peuple de Ninive, & comme elle promet encore à tous ceux qui honorent leurs parens. Elle nous fait voir auffi qu'elle peut eftre accourcie, comme l'ont éprouvé tous ceux qu'elle nous apprend avoir efté punis d'une mort precipitée à caufe de leurs crimes. Il faut donc neceffairement chercher un autre fens de ces paroles. Elles ne fignifient, dit Eftius, au- “ tre chofe, finon que Dieu pof- “ fede une fcience tres-certaine “ des jours & des mois que l'hom- “

» me doit vivre, & qu'il a fait un
» decret infaillible qu'il ne du-
» rera pas davantage. Mais il
» ne suit pas de là aucune ne-
» cessité en la chose preveuë
» & ordonnée ; ce n'est pas
» une chose necessaire en soy
» qu'un homme vive tout autant
» que Dieu l'a preveu, parceque
» la vie de l'homme est de sa na-
» ture contingente & fragile, &
» que Dieu ne détruit jamais la
» nature des estres, laquelle est
» son propre ouvrage : mais il les
» conduit à leurs fins, suivant l'e-
» xigence naturelle, avec laquel-
» le il les a produites. Qu'un hom-
» me donc vive autant que Dieu
» le veut, c'est seulement une ne-
» cessité de consequence & de
» supposition, comme parlent les
» Theologiens, à cause precisé-
» ment que Dieu le prevoit &

l'ordonne, Cela se doit entendre, dit cet Interprete, de
la mesme façon que les Philosophes parlent des actions de
l'homme, à l'instant mesme
qu'elles sont pratiquées : dau-
tant que toutes les choses du
monde,quelques sucessives qu'-
elles soient en elles, sont actuellement presentes à la science
& à la volonté de Dieu. Les Philosophes, ajoûte-t-il, conviennent tous que la plus libre chose du monde, par exemple le
marcher d'un homme, devient
necessaire , supposé que cet
homme marche, & que la necessité de ce marcher, ne force en aucune maniere la liberté
de celuy qui marche; de mesme la duré de la vie humaine,
toute contingente de sa nature,
devient necessaire à l'égard de

» Dieu, lors qu'elle est jointe à sa
» prevision & à son decret infail-
» lible, quoy que cette necessité
» n'altere aucunement sa contin-
» gence naturelle, qui est mesme
» une difference essentielle, qui
» la distingue de la durée ne-
» cessaire de Dieu.

Tant que vous parlerez de
la sorte, dit Sosandre, ne craignez point que je vous desa-
voüe; vous démeslez agreablement ces difficultez. Dieu, dit
saint Thomas, qui ne trouble jamais l'ordre naturel des choses
que luy-mesme a étably, les voit
& les veut de la maniere qu'elles doivent estre selon leur nature. Il veut que les choses con-
tingentes arrivent contingem-
ment, & les choses necessaires
necessairement : & l'on peut
dire que les choses n'arrivent

pas, parce que Dieu sçait qu'elles doivent arriver, mais Dieu sçait qu'elles doivent arriver, parce qu'en effet elles arriveront. Tel homme qui pouvoit vivre cent ans, n'en vivra que trente, parce qu'il s'étouffera de viandes, ou se bruslera les entrailles par l'usage immoderé du vin, non pas à cause que Dieu prevoit qu'il mourra la trentiéme année de son âge.

Dieu a donné à chacun de nous un corps, dans lequel il a mis une certaine quantité de chaleur & d'humidité naturelle qui suffit à le faire durer jusqu'à un certain âge determiné ; à peu prés comme un maistre qui auroit donné à son serviteur une lampe avec une suffisante quantité d'huile pour l'éclairer toute une nuit; & comme il seroit libre à ce serviteur, ou de faire durer sa lumiere tout ce temps en ménageant cette lampe, ou bien d'abreger sa durée en répandant cette huile, ou éteignant la flame : Ainsi un homme en conservant soigneusement en soy le principe de vie par l'usage des choses salutaires, ou le dissipant par la negligence ou l'abus de ces mesmes choses, peut allonger sa vie jusqu'à son-terme naturel, ou en abreger le cours à sa volonté. C'est le sentiment de saint Gregoire de Nazianze, que l'Eglise nomme le Theologien par excellence, & d'Elias Cretensis qui a commenté les ouvrages de cet ancien Docteur. Il dit *que le premier homme ayant violé la loy de Dieu, fut condamné à mourir, non pas sur le* champ sans delay, ny à certaine heure precise : mais , dit il, cette mort sera quelquefois retardée par l'adresse de la Medecine, qui appaise le trouble des humeurs , & qui empesche la separation de l'ame. D'où il conclud ainsi : *Cela est entierement contraire à ceux qui assurent que nostre vie a des bornes certaines & infaillibles, & que personne ne sçauroit jamais éloigner le moment de la mort qui luy est marqué.*

Ce principe doit estre la regle de nostre conduite, Dieu veut que sans nous embarasser l'esprit ny de sa prevision, ny des decrets qui sont hors de nostre portée , nous employons les moyens naturels qu'il nous a donnez, pour parvenir aux fins naturelles qu'il a prescrites. Je

Porrò hæc iis adversantur qui fatalem quêdam ac necessariú mortis terminum esse asserunt, nec fieri posse, ut præfixum diem atque horã quisquam excedat. *Elias Cret.comí in orat. I. Greger. Nanz.*

sçay que tels aliments sont propres à conserver la vie, & que
sans eux je periray infailliblement ; je sçay que tels sont
nuisibles à la santé, il faut donc
que j'evite ceux-cy, & que je
me serve de ceux-là ; je n'iray
point consulter là dessus les decrets impenetrables de la divinité. Il est vray que le Fils de
Dieu défendit en l'Evangile à
ses Apostres l'empressement
pour les choses propres à l'entretien de la vie. Il voulut qu'e-
stans attachez à son service par
une vocation toute singuliere,
leur détachement des choses
de la terre fust aussi tout particulier ; & afin que leur esprit,
entierement appliqué à la predication de l'Evangile, ne fust
point partagé par les soucis
embarassants de la vie, il se
char-

chargea du soin de tout leur temporel : mais il ne leur défendit jamais les soins raisonnables, comme dit Theophilacte, ny encore mesme l'usage des choses propres à entretenir leur vie & leur santé, puisque luy-mesme qu i pouvoit vivre independemment de tous les estres naturels, s'en est servy pour nous donner exemple de ne pas attendre des voyes extraordinaires & miraculeuses pour nous conserver, lors que nous en avons de naturelles & de faciles. C'est la pensée avec laquelle il confondit le demon, qui sur cette raison specieuse de l'asseurance en la protection de Dieu, que vous proposez aujourd'huy, l'excitoit à se precipiter du haut du Temple en bas : *Tu ne tenteras point le*

Comm. in cap. 6. Matth.

F

Seigneur ton Dieu, luy répon-
dit-il. Ne tombons-nous pas
dans ce peché, lorsque pouvant
conserver, & étendre nostre
vie par les remedes qu'il a
créez, nous les méprisons, at-
tendans la prolongation de nos
jours du secours extraordinaire
de sa toute puissance. N'est ce
pas joüer Dieu, & asservir son
pouvoir absolu aux loix de nostre caprice. Saint Paul n'en
use pas ainsi. Son cher Thimo-
thée estoit incommodé d'une
foiblesse d'estomach : il avoit
deux voyes pour le soulager,
celle des miracles, qui luy
estoient si ordinaires, que les
linges dont il se servoit resusci-
toient les morts ; & celle des
regles de la Medecine, bien
moins efficace que celle des miracles. Cependant selon la re-

marque de saint Thomas, il luy prefere le secours de la Medecine, & conseille l'usage du vin à ce cher disciple pour remede à son infirmité. *Sanabat Paulus infirmos & mortuos suscitabat, & tamen Thimotheum curat consilio Medicinæ.* Vous n'avez pas, Cleante, le don des miracles, comme saint Paul, & pourtant vous negligez les regles de cet art salutaire.

Cleante qui ne pouvoit contester une explication de l'Ecriture si bien établie, & qui neanmoins avoit de la peine à se rendre si tost, voulut tirer Sosandre de la Theologie à la Phisique qu'il entendoit un peu mieux, & luy témoigna qu'il estoit curieux de sçavoir de quelle maniere les Medecins

S. Thom. com. in 1. ad Thim. cap. 5.

pouvoient prolonger les jours.
Sofandre qui ne demandoit pas
mieux que d'en venir à la raifon. Il n'eſt rien, luy répondit-
il, de plus certain entre les
hommes, que les débauchez di-
minuent par leurs excez le
nombre de leurs jours; que l'on
peut ſe faire mourir par la faim,
par les effuſions de ſang immo-
derées, par le poiſon, par l'u-
ſage des mauvais alimens: comme Paul II. Pape, Albert d'Au-
triche, Federic III. & Henry
VII. Empereurs, qui perirent
pour avoir mangé du melon.
Donc la Medecine qui employe
la temperance, les antidotes,
qui arreſtent le ſang, enfin, qui
diſtingue & qui preſcrit les alimens de bon ſuc, peut prolonger les jours en éloignant les
cauſes de la mort. Mais pour

vous en donner une preuve qui
vous explique en mefme temps
la maniere dont le Medecin en
vient à bout ; il faut fçavoir que
noftre vie eft particulierement
entretenuë par la chaleur naturelle , le grand agent qui regne en toutes nos fonctions, par
le temperament & la mediocrité des humeurs , & enfin par
la force de nos organes , qui
font les inftruments dont la
chaleur fe fert ; de forte que
quelques-unes de ces conditions venant à manquer, la maladie & la mort fuivent bien-
toft aprés. Ces conditions manquent, lors qu'une chaleur ex-
ceffive & devorante confume
la chaleur naturelle ; lors que
les humeurs pechent en qualité, ou en quantité ; enfin lors
que les organes font embaraf-

E iij

fez, ou par obstruction, ou re-
laschement , ou debilité. De
sorte que la Medecine qui peut
remedier à ces incommoditez,
peut aussi consequemment a-
longer la vie. Elle tempere
l'excés de la chaleur par les alimens & les remedes rafraichis-
sants ; elle purifie les humeurs
par les purgatifs, elle en diminuë l'abondance par differentes evacuations, elle débouche
les conduits & rétablit les organes en leur vigueur naturelle, par les aperitifs, les cor-
diaux , mais particulierement
fournissant à chaque partie des
sucs propres à les nourrir &
fortifier. Et il arrive de là que
ceux qui suivent les preceptes
de la Medecine, vivans dans
une paisible mediocrité, con-
duisent leur vie jusqu'au terme.

naturel que Dieu leur a marqué, & que ceux qui se rient de ces regles perissent ordinairement au milieu de leurs excés & de leur âge.

Voila, répartit Cleante, d'admirables preuves pour des gens qui n'ont jamais sorty du cabinet, & qui n'ont jamais veu le monde que dans un livre : mais ceux qui le sçavent un peu, ont appris de l'experience tout le contraire de ce que vous en concluez. Montaigne estoit un homme dépaïsé, voyez ce qu'il en a écrit. Je ne connois point, dit il, de gens pluftoft malades, « & si tard gueris, que ceux qui « sont sous la jurisdiction de la « Medecine, leur santé mesme « est alterée & corrompuë par la « contrainte des regimes. En effet d'ordinaire ils ne la font pas

Essais de Montaig. l. 2. c. 26.

longue ; au contraire nous ne voyons gueres porter en terre de jeunes débauchez : en dépit du Medecin ils vieilliſſent ordinairement dans leurs excés.

Ils y vieilliſſent de vray, repliqua Soſandre, & trop tôſt pour eux : leur jeuneſſe chargée de mille infirmitez , plus importune que la mort, devient une vieilleſſe prematurée. Si quelques - uns vivent long-temps ; ce ſont des perſonnes d'une complexion merveilleuſement robuſte, qui ſe confians trop en leurs forces , s'abandonnent ſans reſerve à leurs débauches. Ces forces les font à la verité reſiſter un temps conſiderable à la violence de leurs excés ; mais ſi ces meſmes perſonnes , avec une ſi heureuſe conſtitution , regloient leur

vie.

vie sur une juste mediocrité, ils vivroient indubitablement beaucoup plus sains & plus long-temps.

Je serois bien curieux, luy demanda brusquement Cleante, de sçavoir qui vous l'a revelé.

Puisque vous nous parlez de revelation, repartit Sosandre, je vous diray qu'outre l'expe-rience & la raison, c'est l'Esprit de Dieu qui nous l'a revelé dans l'Escriture, & qu'on en peut fai-re un article de foy. Il nous re-pete souvent dans les livres sa-crez, que la gourmandise, l'y-vrognerie & les débauches rui-nent la santé & la vie. *La ma-ladie sera le fruit de l'usage ex-cessif des viandes*, dit l'Eccle-siastique: *la gourmandise en a fait mourir plusieurs, & celuy qui s'abstient prolongera sa vie.*

In multis escis erit infirmi-tas, pro-pter cra-pulam multi obierunt, qui auté abstinens est adji-ciet vi-tam. *Eccli.* 37.

G

Et le Roy Prophete détermi-
nant encore plus precisément
jusqu'où peut aller d'ordinaire
la diminution que les voluptueux & les méchants appor-
tent à leur vie, nous asseure
qu'ils n'arrivent pas jusqu'à la
moitié des jours qui leur estoient
comptez.

Viri san-
guinum
& dolosi
non di-
midia-
bunt dies
suos.
Psal. 54.
Demuis
& Inco-
gnitus in
hunc Ps.

La raison dicte à ceux qui
ont la moindre teinture de Phy-
sique, que tous les estres naturels sont conservez par les principes qui les composent, nos
corps ne sont formez que des
elemens meslés en une certaine
mediocrité, d'où resulte la con-
stitution particuliere d'un chacun, que nous appellons son
temperament; il faut donc que
ces mesmes corps soient entre-
tenus par la mediocrité, & par
consequent que suivant le prin-

cipe d'Hyppocrate : *Tous les ex-* *Aphorif.* *cés contribuent à leur deftruction.* *4. fec 2.*

Une experience de cecy eft que nous voyons journellement des perfonnes infirmes qui femblent n'avoir pas un inftant de vie, lefquelles neanmoins fous les foins de la Medecine arrivent à une extréme vieilleffe, & durent plus de temps que beaucoup d'autres d'une complexion plus robufte, parceque ces derniers au mépris de toutes les regles de la fanté, fe plongent dans la débauche. Platon & Ariftote témoignent à ce fujet qu'un homme de lettres nommé Herodique, le plus maladif de fon fiecle, vefcut neanmoins cent ans à la faveur du regime de vie qu'il gardoit exactement. Et Galien qui confeffe avoir efté en fa jeuneffe

d'une complexion tres-infirme,
se delivra ayant appris l'art de
conserver la santé, de toutes ses
infirmitez, & vécut jusqu'à l'â-
ge de cent quarante ans, sans
ressentir la moindre maladie.
D'où vient que pour marquer
une santé extraordinaire, on disoit en proverbe, *Une santé
de Galien.*

Il y a donc, répondit froide-
ment Cariste, bien peu de Ga-
liens parmy les Medecins, puisqu'on en voit tant d'infirmes.
On diroit à les entendre, qu'ils
disposent à leur bon plaisir de
la santé & de la vie. Ils guerissent tout le monde, excepté
eux-mesmes ; & pendant qu'ils
délivrent tous les autres de la
maladie, on les voit ordinairement sujets à mille infirmitez.
Vous m'en allez demander la

preuve. Je ne vous debiteray pas beaucoup d'argumens. Je n'ay qu'une demonstration à vous faire, c'est celle de leur visage. Considerez seulement leur embonpoint, & je m'asseure que vous en serez convaincu. Voulez-vous, dit Petrarque, di-distinguer un Medecin dans une assemblée de personnes, regardez au visage, vous le connoistrez infailliblement à sa couleur jaunatre. Et cela passe pour si veritable, que pour exprimer la mine d'un homme passé & défait, on dit vulgairement, *Il porte un visage de Medecin.* Hé ! Messieurs les Medecins ayez pitié de vous mesmes, puisque vous avez la santé à vos gages, fournissez vous-en les premiers. La politique d'Hyppocrate de

Petr. liv.
2 invect

G iij

vroit vous y engager ; un des premiers preceptes qu'il donne à ſes diſciples, c'eſt *de ſe conſerver un embonpoint de bon exemple pour les malades. Car enfin*, dit-il, *le peuple ne ſçauroit s'imaginer, qu'un languiſſant puiſſe donner aux autres la ſanté qu'il ne peut ſe procurer.* Je penſe bien que vous faites tous vos efforts pour cela, & qu'il ne tient tient pas à Rhubarbe ny à Senné, que vous n'ayez la meilleure ſanté du monde : mais c'eſt juſtement ces pretendus remedes qui vous ruinent le corps.

Cependant, ajoûta Cleante, je ne comprends pas comment la pluſpart de ces languiſſants & preſque moribonds, peuvent auoir le front de ſe qualifier Medecins, & de nous

Videat ut bono colore & bona ac carnoſa corporis habitudine præditus ſit, Vulgus enim exiſtimat eos qui non ſic bene diſpoſitum corpus habent neque aliis bene proſpicere poſſe. Hyppo. de Medico.

faire les merveilleux recits des malades qu'ils ont gueris. Ne remarquent-ils pas que leurs visages donnent le démenty à tous leurs discours ; n'entendent-ils pas que tout le monde reconnoist leur mommerie, lors que par derision on leur dit à leur nez ce proverbe ancien : *Medecin gueris toy toy-mesme.* En verité, Sosandre, j'ay quelquefois honte moy-mesme des railleries que l'on en fait. L'un dit que vous prenez ces sortes de visages pour effrayer les hommes, & les rendans malades, vous faire de la pratique. Un autre dit, que comme vous estes les peres de la mort, vous devez porter ses livrées. Quelques uns publient, que les reproches de vostre conscience, sur tant d'homici-

des que vous commettez, vous
font ainfi paflir. D'autres que
le parfum des excremens bilieux que vous regardez d'ordinaire , vous teint la face de leur
couleur. D'autres enfin difent
que vous vous imaginez qu'on
vous croira fort femblables à
Hyppocrate, lors qu'on dira en
termes de voftre art que vous
portez *un vifage d'Hyppocrate.*
Pour moy je dis que vous devez
changer de vifage, ou de langage : ou pour faire mieux, a-
bandonner une profeffion qui
fe décredite elle-mefme.

Carifte ne pouvoit fe tenir
de rire, & applaudiffoit à tous
ces bons mots, lors que Sofandre, qui pour tous ces traits
n'avoit rien perdu de fa gayeté : Vous ne dites pas tout, re-
partit-il, & on en peut ajoûter

core de bons : mais je me
soucierois aussi peu de la couleur de mon visage, que de tous
ces discours ridicules, pourveu
que ma vie fust aussi longue &
aussi saine que celle de ce sage
Medecin, à qui vous dites que
nous pretendons ressembler.
Sa vieillesse prolongée jusqu'à
l'âge de cent quatre ans sans
avoir senty aucune maladie, le
fit nommer le Vieillard divin.
Galien n'eut pas moins d'a-
vantage que luy, puisque, comme j'ay dit il vécut cent quarante. Et Pline nous rapporte
d'Asclepiade, qu'il estoit si certain des preceptes de la santé,
qu'il défia la Fortune, & consen-
tit de passer pour ignorant, s'il
devenoit jamais malade, & il dit
que sa prediction fut accom-
plie juste. Car estant parvenu à

In Galeni vita eius operibus præfixa. Fulgos l. 8. c. 14. Galenus l. 5. de san.tuel. Plin. l 7. c. 37.

une vieilleſſe decrepite exempt de toute infirmité, il mourut d'une chute qu'il fit du haut d'une échelle en bas. Voila les trois plus grands Medecins de l'antiquité, qui n'ont pas ſujet de ſe plaindre de l'étenduë de leur vie. Si je voulois vous cotter les autres fameux qui ont vieilly en Medecine, j'aurois un aſſez ample catalogue à vous faire. Il faut ſans doute qu'il y en ait beaucoup, puiſqu'on ne ſe ſert quaſi que des vieux Medecins, & qu'on dit ordinairement que les jeunes n'ont pas grand employ. C'eſt pourquoy le peuple qui n'en connoiſt pas d'autres que ces vieillards, que l'âge a deſſechez, & les jeunes paroiſſans fort peu, il conclud ſur ce qu'il voit, que tous les Medecins ſont pâles. Il eſt vray qu'entre les jeunes il y en a de cette couleur; parceque les melancholiques & les bilieux, qui font d'ordinaire d'un teint jaunâtre, fe portent plus que les fanguins, aux recherches cuɪieufes de la Medecine.

Hyppocrate reconnoift en effet que ce temperament eftoit propre à l'exercice de fon art, puifqu'il demande qu'un Medecin ait un air trifte, melancholique, & penfif. C'eft pourquoy dans le paffage où il donne avis au Medecin d'entretenir fon embompoint, il ajoûte ces mots : *autant que fon temperament le pourra permettre.*

Nous en voyons mefme, qui eftant déja infirmes choififfent l'étude de cet art, pour apprendre le fecret de fe guerir ou de prolonger leurs jours,

Figuram facici habeat meditabundam ac fubtriftem. Hyppocr. l. de Medico. Juxia exiftentẽ in ipfo naturam. Ibid.

Orat. 20.

comme saint Gregoire de Nazianze le rapporte de saint Ba-
sile le grand, qui par ce motif
s'y rendit tres sçavant : & com-

Æneid.
11.

me Virgile nous recite du Medecin Japis, que le desir de
conserver la vie de son pere at-
tira à la Medecine.

Mais quaand les infirmitez
ne conduiroient point les hommes à la Medecine, l'employ
penible de la Medecine condui-
roit assez aux infirmitez. Toutes les études, au dire de Celse,
sont préjudiciables à la santé,
sur tout celle de la Medecine,
qui avec sa difficulté, joint le
travail du corps à celuy de l'esprit. Ceux qui la pratiquent
sont toujours attachez à des
objets melancholiques & lugu-
bres ; ils respirent autour des
malades un air contagieux ; la

vie des hommes dont ils font chargez, ne leur cause pas peu d'inquietudes ; les evenemens fafcheux qui suivent quelquefois les remedes fagement ordonnez ; les contradictions perpetuelles, & les calomnies qu'il faut effuyer de la part des particuliers & du public, font d'affez puiffantes caufes du mauvais teint de plufieurs Medecins: & il n'eft pas befoin d'en accufer le frequent ufage de leurs remedes, dont beaucoup de gens, qui paffent à une extremité oppofée, leur reprochent de ne fe jamais fervir.

Quelques infirmitez donc que vous fuppofiez dans les Medecins, elles ne les rendront pas incapables de guerir les autres. Je ne veux pas dire fimplement, que comme on voit fouvent des Philosophes moraux vitieux, des Theologiens a-thées, des Predicateurs débau-chez, qui ne laissent pas d'estre tres-habiles dans leurs emplois, il se rencontre aussi plusieurs Medecins maladifs fort intelligens aux maladies. J'ajoûte encore que ces Medecins là sont plus propres à guerir & soulager les malades.

Voicy, dit Cariste, un joly paradoxe que je n'ay point encore ouy proposer.

C'est une verité, répondit Sofandre, que vous reconnoistrez aisément, si vous y voulez faire reflexion. Un Medecin qui se voit pressé des douleurs de la maladie, étudie sur son propre corps, aussi exactement qu'il s'aime soy-mesme, les signes, les causes, & les remedes de son mal : & s'il n'arrive pas toujours à une parfaite gue- rison , au moins apporte-il à ses maux tous les adoucissemens possibles , ausquels ceux qui n'ont point esté malades n'ont jamais pensé.

En verité, reprit Cariste, j'ay bien leu dans Seneque les avan- tages de la maladie, mais je n'y ay point encore remarqué le bel usage que vous en tirez. L'invention m'en paroist nou- velle,& je croy qu'avant vous on ne s'est gueres avisé de mettre les frequentes maladies entre les qualitez d'un bon Medecin.

Cette opinion , repliqua So- sandre , ne m'est pas si parti- culiere , ny si nouvellement fa- briquée, qu'elle ne soit de Mon- tagne mesme nostre ennemy, & de l'ancien Philosophe Pla-

Montai.
en ses Es-
sais l. 3. c.
13.

ton. Les Medecins, dit Mon-
» tagne, qui n'ont point essayé
» en eux-mesmes les maladies
» qu'ils veulent connoistre en
» autruy, ressemblent à celuy qui
» peint les mers, les écueils, &
» les ports estant assis à sa table
» & y fait promener le modele
» d'un navire en toute seureté.
» Mettez-le dans un vaisseau, il
» ne sçait par où s'y prendre. Il
» font telle description de nos
» maux que fait un trompette
» qui crie un cheval, ou un chien
» perdu, tel poil, telle hauteur,
» telle oreille : mais presentez à
» luy il ne le connoist pas. Vous
voyez qu'il donne un peu fortement dans cette pensée.
Platon en parle à sa coustume
en vray Philosophe. *Les Me-*
decins deviendroient tres-ex-
perts & fort habiles en l'ex-

Medici
peritissi-
mi & ad
artem
præstan-

ce de leur art, si ils éprouvoient en eux toutes sortes de maladies, & qu'ils fussent d'une constitu-tion infirme & valetudinaire. Cette pensée est nouvelle, qu'en dites vous ?

Ces termes surprirent un peu Cariste, il biaisa adroite-ment, & repartit à peu prés ainsi.

Suivant ce que vous dites là, Sosandre, il n'est gueres de bons Medecins : car il est du moins aussi difficile qu'un Me-decin éprouve en soy toutes les maladies, qu'il est impossible qu'il se porte jamais bien. Vous voila en assez bon ordre avec vos passages. Ils découvrent ju-stement, aussi bien que la rai-son, la vanité de vostre art. Où trouverons nous donc un par-fait Medecin ? Je ne vous con-

H.

seille pas, Sosandre, de le vouloir estre, il en couste trop.

Là dessus Sosandre fit de
tres - judicieuses reflexions, &
montra que l'homme avoit ses
jours & ses connoissances trop
bornées pour devenir parfait
Medecin; & qu'en effet Hyp-
Epist. ad pocrate sur la fin de sa vie
Deme- avoit declaré qu'il n'estoit pas
trium. encore arrivé jusqu'à la perfection de son art. Sosandre vouloit ensuite passer aux raisons
qui pouvoient établir la verité
& la necessité de la Medecine.
Mais comme c'estoit une matiere nouvelle qui devoit avoir
de grandes suites, on la remit
au lendemain.

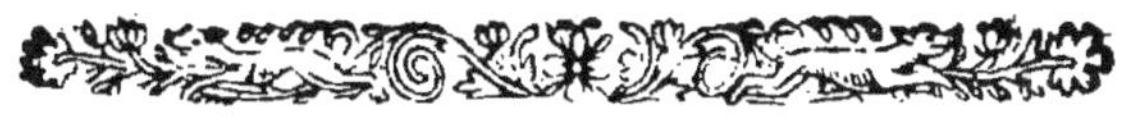

III. ENTRETIEN.

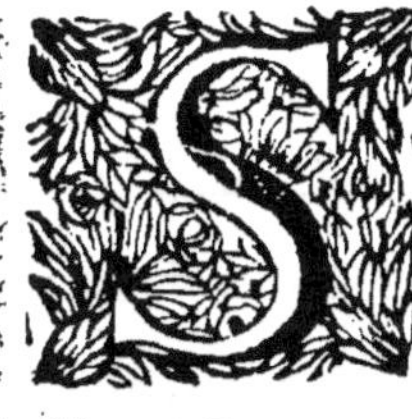Osandre ne manqua pas à l'heure assignée de se trouver au rendezvous. Cariste & Cleante extremement curieux d'entendre les raisons & les réponses du Medecin sur l'existence de son art, s'y estoient rendus prés d'une heure auparavant luy. L'empressement qu'ils avoient ne leur permit pas de grands préludes : & Cariste aprés quelques discours, fit entrer ainsi Sosandre en matiere.

Vous nous distes hier de si belles choses, que nous sommes impatiens de sçavoir si la raison vous est aussi favorable

que l'autorité. Parmy les Juris-
consultes , celle-cy l'emporte
sur la premiere, mais entre les
Medecins la raison tient toujours le dessus : & suivant le
proverbe , c'est la derniere
honte au Medecin de manquer
de raisons , & au Jurisconsulte
de manquer de loix.

Si la petitesse de nostre esprit,
repartit Sosandre , trouve dans
l'obscurité des objets , des bornes à sa raison , il n'en trouve
pas moins dans l'évidence de
la verité. Il s'embroüille souvent lors qu'il veut chercher
des éclaircissemens d'une chose
connuë de soy. Il n'y a point
de Philosophe qui ne se trou-
vast fort embarassé à prouver ,
par exemple , qu'il est impossible qu'une chose soit & ne soit
pas en mesme temps, à prou-

ver que la neige est blanche,
& que le soleil luit. L'existence
de la Medecine est une verité
de ce rang , on ne la peut nier
sans contester les plus sensibles
choses, & au lieu de nous embarasser l'esprit d'en convaincre à force de raisons ceux qui
en doutent , nous ferions bien
mieux de les renvoyer aux lits
des malades , pour y connoistre
les merveilleux effets de cet
art. Mais puisque vous m'avez
jetté dans cet engagement ,
voyons si nous pourrons bien
nous en tirer. Permettez seulement avant que de vous proposer mes raisons, que pour un
instant, je vous fasse porter les
yeux sur les siecles passez. Vous
y remarquerez Homere , Platon, Aristote, Pytagore , De-
mocrite, Seneque, & une lon-

gue suitte d'autres sçavants ,
qui ont estimé & loüé la Medecine ; vous y verrez encore
une infinité de genies sublimes
qui l'ont estudiée, & pratiquée
toute leur vie , comme entre
autres Hyppocrate , Galien ,
Avicenne , Celse , Pline , Car-
dan, Fernel . Tous ces prodiges
d'esprit qui ne se payoient
pas d'autorité , mais qui ont
examiné la nature avec la derniere exactitude de la raison,
ne donnent-ils pas déja un
grand poids à l'establissement
de la Medecine. Cependant
comptez, si bon vous semble,
tout cela pour rien , tous ces
grands hommes n'y en en-
doient rien , je le veux : oubliez
mesme tout ce que je vous ay
dit de son antiquité & de sa
ferme durée malgré tous les

efforts de ses ennemis ; je passe tout cela , & j'en viens aux preuves où l'autorité ne se trou-ve point meslée.

L'art qui nous apprend les choses propres à entretenir la santé, & à guerir les maladies , est une veritable Medecine : les Medecins ont un art qui nous apprend les remedes propres à conserver nostre santé , & à guerir les maladies. Donc l'art des Medecins est une Mede-cine réellement existante. S'il y a quelque difficulté en cet argument , je croy qu'elle tom-be toute sur la seconde propo-sition;mais je ne vois pas qu'elle soit grande. Premierement , qui peut douter que les Me-decins ne sçachent les choses propres à la conservation de nostre santé ,depuis qu'ils ont fait la distinction des alimens & des poisons, qu'entre les alimens ils ont marqué les salutaires & les nuisibles, & qu'ils nous ont donné tant de beaux preceptes de la santé : c'est une verité que je pense avoir assez nettement prouvée au dernier entretien, en establissant que la Medecine prolongeoit les jours de nostre vie.

Je dis en second lieu qu'elle nous apprend les moyens de guerir les maladies ; elle a découvert les remedes par la voye de l'experience & de la raison. C'est aux dépens de *Hyppocr. de prisca Medicin.* mille maux, dit Hyppocrate, que les malades ont souffert dans les premiers siecles, en essayant les drogues dont ils ignoroient les vertus, que nous avons la connoissance des choses utiles

les ou préjudiciables aux maladies, d'où je forme ce raisonnement.

L'art qui possede de veritables secours pour retirer les hommes de leurs maux, est une Medecine veritablement existente : Il est certain que nostre art possede un grand nombre de remedes pour retirer les hommes de leurs infirmitez ; donc nostre art est une Medecine réelle & existente.

La seconde proposition pouroit estre disputée, mais comme nous ne sommes pas icy sur les bancs, retranchons la chicane, rapportons-nous en au bon sens, & consultons un peu ce qu'il nous dit sur les propositions que je vais vous faire. Est-il croyable en verité que depuis quarante ou cin-

quante siecles que les Medecins estudient d'attache les
maladies & les remedes, &
qu'ils ont fait de continuelles
experiences, ils n'ayent découvert aucune lumiere, ny aucun
remede qui soient utiles aux
maladies ? Est il vray semblable que toutes les connoissances
de l'Anatomie, de la Pharmacie, de la Chirurgie, & de la
Chimie soient pures visions ?
Que tous les livres qu'on a jamais composez, & qu'on fait
encore aujourd'huy sur ces
matieres soient des chansons &
des fables ? Que dit le bon sens
à cela ? Il veut peut-estre quelque chose de plus fort & de
plus effectif. Le voicy, ce sont
les effets merveilleux de nostre
art, que nous avons journellement devant les yeux. N'éprou-

vons nous pas , par exemple,
que la ſaignée appaiſe les fiévres & les inflammations ? que
les clyſteres adouciſſent les
tourmens de la colique venteu-
ſe , comme la nephretique eſt
appaiſée par les bains d'eau tie-
de ? que le lait eſt ſalutaire aux
pulmoniques ? que les antidotes reſiſtent aux poiſons ? que
le Quinaquina guerit ſouvent
de la fiévre quarte , le vin eme-
tique les autres fiévres inter-
mittentes ? que le Senné , la
Rhubarbe & les autres drogues
purgent les humeurs ? que le
Guayac & le Mercure chaſſent
le venin de la verole ? Ne
voyons nous pas que cet art
admirable a trouvé le moyen de
guerir les playes , de reünir les
fractures , remettre les os dé-
mis , de tirer la pierre de la veſ-

fie, & mille autres fecrets propres à foulager les hommes, &
les guerir de leurs infirmitez?
Vous allez peut-eftre encore
démentir toutes ces experiences. J'ay de la peine à croire
cela de vous, & j'avouë que
vous m'embarraſſeriez fort ſi
vous m'en demandiez la preuve ; j'y ſerois auſſi empeſché
qu'à prouver en forme que le
Soleil éclaire, que le feu bruſle,
& qu'un coup d'épée cauſe de
la douleur.

Alors Cariſte voyant que
Soſandre ceſſoit de parler:ſont-
ce là, luy dit-il, toutes vos preuves, nous ſerions bien aiſes de
les entendre de ſuitte, afin d'y
répondre plus preciſément, &
ne rien dire d'inutile.

Il m'en reſte encore quelques-unes, répondit Soſandre,

mais avant que d'y entrer,
obligez-moy de me dire, Cariste, si entre ceux qui pratiquent
la Medecine en cette grande
ville, vous n'en croyez point de
mieux entendus que les autres
à traiter une maladie.

Dispensez-moy, s'il vous
plaist, repartit Cariste, de decider sur une question si difficile; comment puis-je distinguer
le plus ou le moins de merite,
où je n'en vois point du tout?
franchement, je crois en matiere de maladies tous les Medecins aussi peu sçavans l'un que
l'autre.

Les aveugles de propos dé-
liberé, reprit Sofandre, sont les
pires : mais la guerison de vostre aveuglement ne sera pas
une des moindres preuves de
l'existence de la Medecine.

I iij

Quand vous tombaſtes l'année derniere en cette grande maladie, vous fuſtes long-temps à déliberer quel Medecin vous appelleriez à voſtre ſecours : ſi lors on vous euſt amené Clitophon pour vous traiter, auriez-vous pas confié voſtre vie entre ſes mains ? c'eſt un des ſubtils eſprits de France.

Il eſt vray, repliqua Cariſte, qu'entre les Procureurs il eſt difficile d'en trouver qui brouïlle & qui prolonge une affaire avec plus d'artifice : mais ſur le chapitre de la maladie, il eſt auſſi expert qu'un enfant. Si j'avois eſté fort ennuyé de vivre, je pouvois m'aſſeurer à ſon traitement.

Et ſi l'on avoit conduit, reprit Soſandre, à voſtre lit, ce maiſtre chicaneur avec Ariſtan-

dre l'Esculape de nostre siecle,
de bonne foy, lequel auriez-
vous choisi, pour consulter
vostre mal ?

Je ne puis pas nier, répondit
Cariste, qu'alors je neusse pre-
feré Aristandre, puisqu'en effet je le manday dans cette
maladie, & que je suivis ses conseils. Il y en a qui pretendent
que je luy ay obligation de la
santé ; d'autres pretendent que
je dois ma guerison à mes forces naturelles ; & moy je pretens que je n'en sçay rien du
tout.

Laissons, ce fit Sosandre,
à present cette obligation, il
suffit que pour traitter vostre
maladie, vous preferiez l'ad-
dresse d'Aristandre à l'ignorance de Clitophon ; c'est en agir
prudemment, & reconnoistre

en même temps ce que vous refusiez d'avoüer, qu'entre les Medecins, il y en a de mieux entendus à conduire une maladie que les autres. Car la mesme raison qui vous oblige de mettre une difference notable entre la capacité de guerir, que possede un fameux Medecin, & l'ignorance de Clitophon pour le mesme employ, vous y doit faire aussi remarquer beaucoup d'inegalité entre les Medecins. Parceque si ce n'estoit point un art veritable qui les reglast en cet exercice, mais que le seul hasard les fist reussir, l'estude n'y serviroit de rien ; & un Procureur, un Porte faix, un simple Manœuvre, qui n'auroient jamais ouy parler de maladie ny de remedes, y feroient autant que le plus sçavant , & le plus expert Medecin de l'Europe.

Ce principe estably qu'il y a des Medecins plus habiles que d'autres , & que le reste des hommes, il faut conclure que la Medecine que nous possedons , est un art réel & veritable : car enfin une habitude effective de l'esprit qui surmonte ou diminuë beaucoup la difficulté ordinaire de traitter les maladies, est le veritable art de la Medecine. Les Medecins, comme je viens de prouver , ont par le moyen de l'estude & de l'experience une telle habitude ; parconsequent ils possedent actuellement le veritable art de la Medecine. Je n'ay plus, continua Sosandre , qu'une petite question à vous faire, Messieurs , aprés quoy je réponds à mon tour à toutes les difficultez que vous me preparez.

Lors qu'un homme est saisi d'une grande maladie, où il peut user de toutes sortes d'alimens & de remedes, ou bien seulement de quelques-uns : qu'en pensez-vous ?

Pour moy, répondit Cleante, je ne ferois point de difficulté de donner à un malade tout ce qu'il voudra. Je pense qu'on guerit, & qu'on meurt également de tous vos remedes.

La methode est aisée, répondit Sosandre, & nous voicy dans une grande liberté de conscience. Quel grand bien vous allez faire au monde ! il n'y aura plus à l'avenir d'empoisonneurs, ny de mauvais

…edecin. Vous avez dit là
…ne parole qui va faire plus
…habiles Medecins, que n'en
…ont jamais produit toutes les
…escolez ; il ne faudra plus
…ant estudier les vertus des re-
…medes, ny les dispositions du
…malade ; toutes les precautions
…la Medecine sont inutiles ;
…pourra sans scrupule don-
…un malade, bruslé d'une
…chaude, l'hypocras, l'eau
…vin, le vin d'Espagne, luy
…l'estomac de viandes
…, & luy faire prendre
…violents purgatifs. On
…saigner une femme en-
…saigner abondammens
…tiques, donner la poudre
…à un foible enfant,
…de bouche à une per-
…que la squinancie, ou
…l'inflammation de poulmon

eftoufe , & prefenter de l'op-
pium en telle doze qu'on voudra à un lethargique, s'ils en
font tuez , ce ne fera plus la
faute du Medecin ignorant ,
mais de la nature du malade qui
n'a pas eu l'efprit d'en faire un
bon ufage.

Le privilege de tuer , repartit Carifte , eft un droit trop
bien acquis aux Medecins, pour
leur eftre ofté ; ils abandonne-
roient pluftoft leur qualité que
de le ceder jamais à perfonne.
Comme ils n'en jouiffent que
par la violence des remedes ,
ils ne fouffriront pas qu'on dife
que l'ufage des drogues eft in-
differend ; & ils ont en cela
raifon : car en effet qui ne fçait
pas qu'il faut garder quelques
mefures dans les maladies ?

Si vous avoüez , reprit So-

fandre , qu'on ne doit pas in-
confiderement offrir aux malades tous aliments & toutes drogues , vous reconnoiſſez que
l'art de la Medecine ſubſiſte en
verité : d'autant que l'habitude
qui nous enſeigne ce qui eſt
plus propre à une maladie , qu'à
une autre, que telle drogue nuit
à celuy-cy , & peut guerir celuy-là , qui nous apprend la do-
ſe , l'ordre , la maniere & le
temps d'employer les remedes ,
ne peut eſtre que la Medecine. Donc il faut que vous ac-
cordiez l'exiſtence reelle de cet
art.

Cette conſequence , répondit Cariſte, ne paroiſt pas fort
neceſſaire ; s'il faut quelque
choix en l'uſage de ces choſes ,
beaucoup de gens vous di-
roient , que la lumiere naturelle

en peut faire le difcernement.
La nature a bien communiqué
aux beftes la connoiffance des
alimens, & des remedes dont
ils ont befoin, comme l'ont remarqué les naturaliftes ; elle a
inftruit le cerf de courir au di-
ctame lors qu'il eft bleffé ; les
cicognes, de chercher l'origan ;
la belette envenimée des rats,
de choifir la ruë ; elle a montré
aux ramiers dégoutez les feuil-
les de laurier ; aux chats la
menthe fauvage ; & ainfi des
autres. *Chacune des beftes*, dit
Plutarque, *fçait par un inftinct
naturel, le moyen de fe guerir.*
Pourquoy la Nature feroit-elle
moins liberale à l'égard de
l'homme fon plus cher ouvrage, & luy auroit elle refufée
une fcience fi neceffaire ? S'il eft
donc au monde une Medecine,

velle n'eſt point le fruit particulier des eſtudes, mais une connoiſſance que la Nature communique à tous les hommes en
les formant. Et comme les
beſtes ſçachant leurs remedes
n'ont aucun beſoin de Medecins, les hommes par la meſme
raiſon n'en ont aucunement affaire.

Les beſtes, répondit Cariſte, ne vous ſont pas peu rede-
vables de les honorer ainſi de
la qualité de Medecins, & de
les rendre ſi fort independan-
tes du ſecours des hommes. Il
faudroit pour cela qu'elles
ſceuſſent les remedes à toutes
leurs maladies, & qu'elles puſ-
ſent toujours ſe les appliquer:
C'eſt ce qui ne ſe trouve pas
neanmoins fort vray. Car pour
nous en tenir aux animaux do-

mestiques ; que le cheval , ou le mulet se rompe la jambe, il a grand besoin lors de toute sa science pour se guerir ; cependant l'instinct ne paroist point alors, & ces animaux sont si peu capables de se remettre en santé, que les efforts dont ils troublent le repos qu'on leur veut faire garder, est la seule cause qui rend leurs fractures incurables. C'est pourquoy si tost qu'on les voit ainsi blessées, nonobstant leurs grandes connoissãces, on les destine ordinairement à la voirie. Qu'un bœuf tombant en un fossé, se soit crevé le ventre, en sorte que ses intestins sortent par la playe, attendez un peu qu'il la recouse luy-mesme. Qu'un belier se heurtant contre quelque tranchant , se couppe une artere,

on

où quelque grosse veine, croyez-vous qu'il ait à part ses drogues bien preparées pour étancher son sang? Les brebis enfin & les chevaux n'ont jamais besoin des remedes du berger, & de ceux du maréchal? Les bestes font-elles donc si sçavantes, qu'elles n'ayent jamais affaire du secours des hommes? N'importe, accordons par plaisir cet article, pour nous attacher à l'induction que vous en tirez. Ces bestes, dites-vous, sçavent si bien leurs remedes qu'ils n'ont aucun besoin de Medecins; les hommes ne doivent pas avoir moins d'avantage qu'elles: donc ils doivent sçavoir les remedes, & se passer de Medecins. L'argument me semble si beau, que je vais essayer de l'imiter. Prenez garde si j'y reüssis bien. La

K

Nature a donné aux beftes des armes naturelles, des griffes, des trompes & des cornes, les hommes ne doivent pas avoir moins d'avantages qu'elles: donc ils doivent avoir des griffes, des trompes & des cornes. Voyez, je raifonne jufte, & je fais profit des leçons qu'on me donne.

Bon, repartit Carifte en riant, c'eft bien de mefme; la difference eft belle de ces armes naturelles à la connoiffance dont je parle. L'avantage de l'homme ne confiftant pas en la force de fon corps, ce ne luy eft pas injure qu'il y ait des animaux plus robuftes que luy, mais comme l'excellence de l'efprit eft le caractere qui le diftingue des beftes, ce feroit l'offenfer & vio-

ler l'ordre de la nature, de dire
que la beste eust des connoiſſances que l'homme n'a pas.

La nature, répondit Soſandre, eſt donc coupable de ces
grands crimes, c'eſt elle ſeule
qui les a commis. Connoiſtre
ſon ennemy, ſans l'avoir jamais
veu, comme la brebis; ſçavoir
ſuivre ſa proye à la piſte, & diſtinguer ſon maiſtre dans les tenebres parmy un grand nombre de perſonnes, comme le
chien; prévoir les orages & les
changemens de l'air, comme
ſçavent faire la pluſpart des
beſtes, ſont des connoiſſances
qu'elles ont, & que les hommes ne poſſedent point. Où eſt
donc l'injure qu'on fait à l'homme, & le deſordre qu'on met en
la Nature, quand on dit que les
animaux dépourveus de raiſon

ont quelques lumieres qui ont esté refusées à l'homme. Je ne m'écarte point en cecy du senti-ment de Pline, que vous avez ci-té. Sur la reflexion que je viens de faire ; il se rit de la vanité de l'homme, qui se regardant comme le mignon de la Natu-re, morgue fierement le reste des animaux. *Quelle étrange folie aux hommes de croire que leur naissance leur donne droit d'estre superbes.* Au contraire, dit-il, la Nature a favorisé les bestes de plusieurs connoissan-ces qu'elle a refusé à l'homme ; & celles mesmes qu'il a de com-munes avec elles, il ne les pos-sede que comme le prix de ses sueurs & de ses études ; au lieu que les brutes les reçoivent de la Nature, comme un present qui ne leur couste aucun tra-

Heu de-mentiam existi-mantium ad superbiam se genitos ! Plin.hist. in proœ. l.7.

vail ny aucun exercice : *L'homme ne sçait rien sans étude, il ne peut pas parler, marcher, ny mesme prendre sa nourriture ; enfin tout ce qu'il sçait faire de luy-mesme, c'est de pleurer.* Si l'homme de soy ne sçait pas mesme parler ny manger, comment voulez-vous qu'il sçache la Medecine sans s'y estre exercé.

Voila, dit brusquement, Cleante, ce que je ne puis digerer. N'en déplaise à la haute prudence, dont on flatte la nature, l'homme a grand sujet de contrôler sa conduite ; & je ne sçay, comme dit Pline, *si nous la devons appeller nostre mere, ou nostre marastre.* Car dites-moy, y a-t il pas quelque chose de choquant, qu'une hirondelle, une souris, un chien....

Hominé nil scire sine doctrina nõ fari, non ingredi, non vesci breviterque non aliud spõte naturæ quam Here. Ibid.

Non est satis æstimare parês melior homini an tristior noverca fuerit. Ibid.

K iij

Tout beau, Cleante, l'interrompit Sofandre, l'amour propre vous emporte, calmez un peu voftre emotion, & vous connoiftrez que l'Auteur de la Nature a fait voir en ce procedé les merveilles de fa fageffe. Ayant refufé la raifon aux beftes, elles ne pouvoient en aucune façon trouver par leur adreffe le foulagement de leurs maux. Il eftoit donc à propos, que ce divin ouvrier les conduifift par un inftinct fecret, aux chofes qui leur eftoient neceffaires: mais l'homme qu'il a éclairé du flambeau de la raifon, pouvant par l'effort de fon efprit trouver les fecours dont il a befoin, Dieu n'a pas voulu les luy découvrir tout d'un coup par luy-mefme. Il prevoyoit que fi ce mefme homme avoit

en naissant receu toutes ces
connoissances necessaires, n'a-
yant plus rien à desirer davantage, sa raison n'auroit pensé à
aucune recherche. Cette abondance l'auroit conduit à une
tranquillité oisive; & comme
la paresse est, pour ainsi dire,
la rouille de l'esprit, & une entrée ouverte à tous les vices,
Dieu a jugé qu'il estoit de sa
bonté de ne l'exposer pas à ce
dangereux estat. C'est pourquoy il a laissé à l'homme la necessité, comme un éguillon qui
le pressât d'exercer son esprit à
la découverte des remedes, &
des autres choses dont il a besoin.

Moralizez tant qu'il vous
plaira, repartit Cleante, j'ai-
merois bien mieux cette Medecine naturelle des bestes,

que la voſtre, toute doctorale
qu'elle ſoit. La conduite de
l'art eſt incertaine, celle de la
Nature eſt infaillible : c'eſt pourquoy je pretends que la Nature ne nous a point abandonné
aux beveuës de noſtre eſprit.
Elle nous preſteroit auſſi bien
ſon ſecours qu'aux irondelles
& aux moucherons, ſi noſtre
fierté ne l'avoit abandonnée,
pour courir aprés les fantaiſies
de noſtre imagination. C'eſt en
quoy nous ſommes plus dérai-
ſonnables que les beſtes : & noſtre ignorance paroiſt plus, lors
que nous voulons faire les ſçavans en Medecine. Vous l'a-
voüez aſſez: vous dites que nous
n'avons pas en ce point tant
d'avantage que les beſtes. Nous
n'aurons pas meſme tant de
ſcience que les ſauvages & les
païſans.

païfans. Allez voir un peu dans ces hameaux écartez , & ces pays barbares , fi les habitans n'y vivent pas forts & robuftes , & s'ils ne fe retirent pas , auffi bien que nous , des maladies , fans que le Medecin aille chez eux recevoir l'écu.

Les Arcades , dit Pline , ne fe fervoient d'aucun Medecin pendant leurs maladies ; les Ly-biens fe maintenoient en fanté fans leurs ordonnances ; les Romains mefme fe pafferent fort bien des Medecins l'efpace de fix cent ans. Montaigne ra-conte , que de fon temps il y avoit un village en fon pays où l'on n'en voyoit jamais : ils ne laiffoient pas de vivre auffi bien que nous, qui en fommes ac-cablez.

Il eft vray, dit Sofandre, que

L

le nombre en est grand , &
peut-estre plus que vous ne
pensez. Il est rare dans les pays
peuplez de trouver des lieux
où ils ne frequentent point, s'il
s'en rencontre où il n'y ait point
deMedecins,ils ne manqueront
pas d'Apoticaires , de Chirurgiens , ou d'Empiriques, qui par
leur experience suppléent en
quelque maniere au défaut des
Medecins. Vous n'en doutez
pas apparemment. Car enfin
comment ces peuples pour-
roient-ils guerir les playes , les
gangrenes , les membres dé-
mis ou cassez , & les autres maladies pressantes qui sont ordinaires? Neanmoins mettons les
choses au pis. Il se trouve des
peuples qui n'ayant aucunes
gens qui s'entremettent de secourir les maladies , cela est

bien difficile à s'imaginer, puifque dans nos villes qui abon-
dent en Medecins, Chirurgiens,
Apoticaires, & Empiriques, il
n'eft prefque aucun de leurs
habitans qui ne s'érige naturel-
lemènt en Medecin, & qui
n'enfeigne des remedes au premier malade qui fe plaint. Ce
qui fit qu'un plaifant dit au Duc
de Ferrare, qu'il n'avoit point
en fon Eftat de profeffion plus
fuivie que la Medecine. Je trouve qu'il avoit raifon, & quand
quelques Nations n'auroient
point de gens qui en fiffent profeffion feparée, il faudroit que
chez eux chaque particulier
euft appris à eftre fon Medecin;
ainfi ces peuples qui n'auroient
point de Medecins, en auroient
par ce moyen beaucoup plus
que les autres. C'eft en ce fens

que Pline a fort bien dit: *Que plusieurs nations vivoient bien sans Medecins, mais non pas sans la Medecine.*

Cela se remarque dans la pratique des anciens qui vivoient avant qu'Hyppocrate eust reduit la Medecine en preceptes. Chaque particulier faisoit ses observations sur la Medecine, & venoit, comme dit le mesme Pline, attacher au Temple d'Esculape, les receptes des drogues, par l'usage desquelles ils avoient esté gueris, dont les autres malades se servoient en suite. Les Babyloniens exposoient leurs malades dans la place publique, afin que les passans, qui avoient éprouvé quelques remedes en de semblables maux, pussent leur en donner avis. Et les peu-

ples mefme dont vous nous
oppofez l'exemple , n'eftoient
pas moins leurs Medecins, puifque le mefme Auteur rapporte
que les Arcades fe nourifloient
de lait de vache, & en guerif-
foient leurs maladies. Herodo-
te obferve que les Lybiens dont
vous avez parlé,fe prefervoient
de toutes fluxions & d'autres
maladies, cauterifant les veines
des temples à leurs enfans à l'â-
ge de quatre ans ; Et Montai- Ibid.
gne enfin , dit que ces payfans
qui ne recevoient point de
Medecins , employoient en
leurs maladies du plus fort vin
& du faffran en abondance.Ces
peuples avoient peut-eftre encore d'autres remedes qu'on ne
rapporte pas.

Mais fuppofons , en faveur
de Carifte , qu'il y a des nations

qui ne se servent ny de remedes, ny de Medecins. Dites-
nous un peu, les particuliers y
vivent-ils aussi long-temps,
sont-ils aussi tost, & aussi bien
gueris, que s'ils estoient traitez
avec methode par les Medecins? S'ils échappent enfin de
la mort, n'est-ce point en lan-
guissant & avec des infirmitez
qu'ils trainent toute leur vie,
dont ils auroient esté preser-
vez par les soins d'un homme
expert? Vous nous répondrez
bien, je pense de toutes ces
choses.

Faites-moy, répondit Cariste, la grace de m'en dispenser;
il faudroit d'étranges supputa-
tions, & je croy que le meilleur Arithmeticien s'y rendroit.

C'est pourtant, reprit Sosandre, ce qu'il faut sçavoir avant

que de conclure que les Medecins feroient inutiles à ces peuples. Cependant ce que perfonne ne peut prouver je le fuppofe
prouvé. Voyez où je m'avance.
Je veux que ces gens fans Medecins, foient gueris auffi parfaitement que ceux qui font
traitez par les Medecins, s'en-
fuit-il qu'ils foient inutiles aux
autres peuples parmy lefquels
ils fe trouvent.

Cette confequence, répon-
dit Carifte, paroift affez naturelle, & je ne vois pas pourquoy un homme du monde, &
un bourgeois ne fe paffera pas
de Medecin auffi bien qu'un
payfan & qu'un fauvage.

Ce pourquoy, dit Sofandre,
que vous ne voyez pas, eft
pourtant fort vifible, & je vous
en montreray deux pour un.

La premiere raiſon de cette indifference eſt, que ces hommes
ſauvages & champeſtres ont
moins de maladies,& qu'ils y reſiſtent mieux que les autres, qui
habitent les villes. Ceux-cy
eſtant dans l'abondance & l'oi-
ſiveté menent une vie molle &
delicieuſe, laquelle eſt la mere
de toutes les maladies : au contraire ces gens ruſtiques écartez des plaiſirs, paſſent leurs
jours dans la ſobrieté, la temperance, & le travail continuel,
qui ſont juſtement les trois im-
portans preceptes que donnent
les Medecins pour entretenir
la ſanté : *Trois choſes*, dit Plutarque, *conſervent ſur tout la
ſanté ; la premiere, demeurer
toujours ſur ſon appetit ; la ſeconde, travailler ſans épargne
& reſerve ; & la troiſiéme, e-*

Citra ſa-
rietatem
cibis veſ-
ci, impi-
grum eſ-
ſe ad la-
borem
vitale ſe-
mē con-
ſeruare.

ſtre fort retenu en l'uſage dés plaiſirs de Venus. Ainſi il ne faut pas s'étonner s'ils ſont ſujets à beaucoup moins de maladies que les premiers. Et enſuite ſi leurs corps eſtans plus robuſtes, ils reſiſtent bien mieux que nos delicats à la violence du mal, & aux efforts des remedes qu'ils employent à leur fantaiſie.

La ſeconde raiſon de cette difference eſt, que ces payſans & ces ſauvages ont des connoiſſances que les habitans des villes n'ont pas.

Ah ! celuy là n'eſt pas ſupportable, interrompit Clean-te, quoy un ſtupide vigneron, un laboureur, qui ne frequente que ſes chevaux ou ſes bœufs, ſera plus ſpirituel qu'un homme de lettres, un

res longe ſaluberrimas eſſe optime dictum eſt. L. de ſanit. tuēd.

homme du beau monde ? Il est vray que si vous avez pû rendre les bestes plus intelligentes que les hommes, vous pouvez bien faire les paysans plus sçavans que les Docteurs : & ainsi je vois bien qu'à proportion qu'on aura plus d'ignorance & de stupidité, on avancera davantage en Medecine.

Les connoissances particulieres, répondit Sofandre, de ces hommes rustiques ne viennent pas de la stupidité ny de la delicatesse de leur esprit, mais des occasions qu'ils ont d'en profiter, & de s'en instruire. A force de manier les plantes en cultivant la terre, & d'estre parmy les bestes qui se les appliquent à leurs maux, ils apprennent insensiblement la vertu des simples , qui d'ordinaire

font tous leurs remedes, au lieu
que ceux qui font enfermez
dans les grandes villes, & em-
baraffez de leurs affaires ou de
leurs plaifirs, n'ayant aucune
de ces occafions, ne fongent à
rien moins qu'à connoiftre la
vertu des remedes. De forte
que ce n'eft pas merveille s'ils
les ignorent, & s'ils ont befoin
de Medecins qui s'occupent
pour eux à cette recherche falutaire. On pourroit chrétien-
nement ajoûter, que la Providence de Dieu, merveilleufe à
pourvoir differemment en tous
les climats de la terre aux diverfes neceffitez des hommes, communique à ces gens
des connoiffances particulieres, parce qu'eftant éloignez de la frequentation des
Sçavants, & leur vie fauvage

les approchant de la stupidité
des bestes, ils periroient infailliblement sans un secours extraordinaire : c'est ce qui porte
sa bonté à leur donner, comme il a fait aux bestes, certains
instincts pour trouver les remedes qui leur sont necessaires. A
l'égard des autres qui vivent
dans un air plus éclairé, il leur
donne pour les mesmes besoins,
les lumieres des Medecins ex-
perts, & les avertit de suivre
leurs ordonnances : *Appelle le
Medecin parce que Dieu l'a
creé.*

En verité, Sofandre, reprit
Cariste, de l'air dont vous vous y
prenez vous sçavez faire trouver bon tout ce que vous dites ;
on y seroit pris si la verité n'e-
stoit évidente & receuë de tout
le monde, que chacun doit estre

on Medecin. Sur quoy Tibe-
e avoit raison de dire, comme
aporte Plutarque, qu'il esti-
moit un homme ridicule, qui
ayant atteint l'âge de soixante
ans pouvoit encore presenter
on bras au Medecin. Le beau
spectacle en effet, de voir un
homme, qui a pu remarquer en
a vie l'ignorance des Medecins,
avoir encore la foiblesse de s'i-
maginer qu'un Medecin qui ne
l'a jamais veu puisse connoistre
tout ce qui se passe au secret de
ses entrailles, & de luy tendre
les bras comme à une divinité
pour en obtenir la vie. Comment un homme d'esprit peut-
il faire une si sotte figure, lorsqu'il peut luy-mesme se conduire en ses maladies.

En effet, répondit Sosandre,
la figure d'un malade est tou-

jours fort impertinente, pourquoy aller chercher ailleurs ce
qu'on possede chez soy ? Mais
dites-moy de grace, Cariste,
si chacun est naturellement son
Medecin, vous estes donc aussi
le vostre ?

Sans doute, repartit Cariste, je le dois estre.

D'où vient donc, dit So-
sandre, qu'en vostre derniere
maladie vous appellastes Aristandre Medecin ?

Je fus assez simple, répondit Cariste, pour suiure la coustume. J'espere estre plus sage
à l'avenir.

Vous estiez, dit Sosandre,
bon Medecin, mais vous ne
l'aviez pas encore apperceu.
A present que vous connoissez
vos merveilleux talens, si vous
tombiez malheureusement en

ane ſuppreſſion d'urine , dites-
nous, je vous prie , quelle methode vous tiendriez pour vous
en délivrer.

Cariſte ſe trouva fort emba-
raſſé à cette queſtion, & témoi-
gnoit qu'il avoit beſoin de
temps pour y répondre. Mais
Soſandre profitant de ſon trouble. Hé , luy dit-il, n'eſtes-vous
pas Medecin par droit de nature? C'eſt une admirable mai-
ſtreſſe , elle ne demande point
en ſes diſciples d'étude , ny de
preparatifs ; les beſtes qu'elle
conduit révent-elles pour trouver leurs remedes ? Meditez-
vous quand vous avez grand
ſoif, pour ſçavoir ce qui peut
vous deſalterer.

Hé bien , repartit Cariſte,
ſans beaucoup réver, je me ferois ſaigner. C'eſt aſſez mal dé-

buter, dit Sofandre, avant que de refoudre rien fur les remedes, il faut connoiftre la caufe du mal, qui peut eftre, ou l'obftruction des vreteres, ou du col de la veffie, par la gravelle, par une excrefcence de chair, par la pituite épaiffie, ou enfin par l'inflammation de la partie. Suivant les differentes caufes il faut changer de differends remedes, & il n'y a que la feule inflammation qui de foy demande la faignée ; ainfi elle pourroit nuire dans les autres cas, ou au moins retarder le fecours des autres remedes. Mais fuppofons que la retention d'urine fuft caufée par l'inflammation, & que la faignée y fuft à propos, en quelle partie voudriez-vous qu'on la fift, au bras, ou au pied ?

Comme

Comme le pied, dit Cariste, feroit plus proche du mal, il faudroit y faire la saignée.

Autre faute, reprit auſſi-toſt Sofandre, qui attirant le fang à la partie, augmenteroit l'inflammation, & mettroit le malade en danger. Mais enfin tout coup vaille: Ne pratique-riez-vous aucun autre remede.

Je me purgerois, répondit Cariste.

Fort bien, repliqua Sofan-dre, vous allez de mieux en mieux. La purgation cauſant dans les humeurs une nouvelle agitation, en precipiteroit le cours ſur la partie. C'eſt, je vous dis, le plus ſeur moyen d'expedier un homme qu'on ait jamais penſé. Autant de pas, autant de cheutes. Voila les Medecins que la Nature ſçait

M.

faire. Vous nous opposez l'autorité de Plutarque & de Tibere. L'ivrognerie de cet Empereur, qui par allusion à son nom de *Tiberius Nero*, se fit appeller *Biberius Mero*, c'est à dire Beuveur, diminuant beaucoup le credit de ses paroles. Aussi Plutarque fait passer ce mot que vous avez rapporté, pour une pensée extravagante : *J'ay entendu dire autrefois à Tibere, qu'un homme estoit ridicule, qui ayant atteint l'âge de soixante ans, presentoit encore son pouls au Medecin.* Et il ajoûte aussi-tost : *Mais ce mot me semble trop temeraire.* Disons donc, avec ce judicieux Philosophe au mesme lieu, qu'encore que chacun ne puisse pas seul estre son Medecin, qu'il est pourtant à propos qu'un homme

Tiberiũ Cæsarem aliquando dicētem audivi, ridiculum hominē esse qui sexagenarius manum porrigeret Medico : sed hoc ille mihi dixisse videtur arrogantius. *Plut. l. de sanit. tuenda.*

âgé connoiſſe les differences de ſon pouls, les alimens qui luy ſont propres, & les choſes qui ſont contraires à ſa ſanté, afin qu'en ſes maladies il puiſſe par ſes obſervations, aider le Medecin à diſtinguer plus juſte ſon temperament, & choiſir les remedes convenables. C'eſt en ce ſens qu'on peut dire que chacun doit eſtre ſon Medecin.

A ces mots Cleante voulant tirer d'embaras Cariſte, qui n'avoit plus rien à repliquer à une réponſe ſi raiſonnable, témoigna qu'il eſtoit preſſé de quelque affaire, & pria la compagnie de remettre les autres difficultez au lendemain. On finit auſſi-toſt l'entretien, & la Compagnie ſe ſepara.

IV. ENTRETIEN.

L A Compagnie s'e-
tant trouvée au jour
marqué dans le lo-
gis de Cleante, elle
le pria de luy faire entendre
ce qu'il avoit promis la derniere fois, sur le sujet ordinaire
des entretiens ; alors Cleante
se tournant vers nostre Medecin.

J'ay bien profité, Sosandre,
luy dit-il, des raisons, par lesquelles vous prouvastes au dernier entretien contre Cariste,
que la Nature ne nous avoit
rien découvert des secrets de
la Medecine, il se trompoit as-
seurement, & je n'ay garde de

m'ériger comme luy en Medecin. Franchement, cet honneur me paſſe, & je ſuis entierement perſuadé, que c'eſt
une ſimplicité ridicule de
chercher avec inquietude des
remedes en nos maladies. La
Nature, comme je diſois, eſt
le ſeul Medecin ſur qui nous
devons nous en repoſer ; ſi
les hommes avoient aſſez de
patience pour luy laiſſer a-
chever l'ouvrage de leur gueriſon qu'elle conduit adroite-
ment au dedans d'eux - meſmes, ils ſe paſſeroient aiſément
de Medecins. Mais ils tombent
dans la meſme faute que vous
remarquiez dernierement dans
le cheval, qui s'eſt rompu la
jambe; il ne peut en gardant le
repos laiſſer agir la Nature qui
travaille à la reünion de ſes par-

ſies : ainſi l'empreſſement que
l'homme a pour la ſanté le fait
courir à mille remedes differents, dont l'application extravagante romp toutes les meſu-
res que la Nature a priſes pour
le guerir. Quintilien avoit fait
cette reflexion avant moy ; &
touché d'un ſentiment de com-
paſſion ſur l'égarement de l'eſprit humain, dans les ridicules
ſoins de la Medecine : *Mal-
heureuſe inquietude des mortels,*
s'écrie-t-il, *combien as-tu inventé d'arts chimeriques & inutiles.* Petrarque, qui n'eſtoit
pas de ces gens qui ſe laiſſent
maiſtriſer aux vaines craintes
de la douleur & de la mort,
n'avoit garde d'abandonner en
ſes maladies la conduite reglée
de la Nature, pour ſuivre celle
de la Medecine qui eſt toujours

Quam multas artes miſera mortalium ſollicitudo fecit? Declam. 8.

aveugle. Il écoutoit bien l'avis des Medecins, & prenoit plaisir à les entendre raisonner, mais il ne pratiquoit rien que ce que la Nature luy dictoit : & il avoit défendu à ses domestiques, en cas que quelque accident luy troublast la connoissance, d'executer sur luy aucune de leurs ordonnances. Il estoit insensé, direz-vous ; par quel chemin vouloit-il donc revenir en santé ? Vous ne le devineriez jamais, Sosandre. Pas un Medecin ne sçait ce chemin là ; aussi n'aiment-ils pas le plus court. Petrarque l'enseigne, répondant à la lettre d'un de ses amis nouvellement réchappé de maladie. *Vous m'écrivez, luy dit-il, que vous n'avez point mandé de Medecin en vostre derniere maladie, je ne m'étonne plus de ce que vous avez esté si tost guery ; il n'est point de plus court chemin pour arriver à la santé, que de se passer de Medecin.* Voila le chemin Royal de la santé. Les Empereurs Tibere, Aurelien, Vespasien, Charlemagne n'en suivoient point d'autres, ils ne retenoient point à leurs costez à force d'appointemens des gens inutiles : la Nature les guerissoit plus seurement, & à moins de frais.

Si le plus grand nombre, répondit Sosandre, des Princes ou des sçavans qui ont admis ou rejetté la Medecine, devoit decider de sa necessité, la cause seroit fort douteuse pour les Medecins: Vous comptez quatre Princes qui l'ont méprisée, & moy je vous oppose tous les

autres

Nulla est ægro rectior ad salutem via quam Medico caruisse. *y. l. 15.* Per se rerum 4. nil. ep.

autres qui l'ont receuë. Je me contente de ce que Cassiodore rapporte de la ceremonie que pratiquoient les Empereurs en l'élection de leurs Medecins. *Ces Princes*, dit-il, *leur addressoient ces paroles : Disposez de nostre Palais ; nous vous donnons pouvoir d'y entrer quand il vous plaira ; de nous imposer des jeunes rigoureux ; & de nous conduire suivant vos sentimens, encore qu'ils soient opposez à nos desirs.* Petrarque s'est mocqué de la Medecine, nous examinerons quelque jour ses sentimens. Mais pour celuy-là je vous en citerois un million qui l'ont honorée. Pline le jeune me suffit en cet endroit : *J'espere*, dit-il, en une de ses lettres, *que je ne desireray rien dans mes maladies qui soit contraire aux loix*

Dicebat archiatro : indulge nostro Palatio, habeto fiduciam ingrediendi, fas est tibi nos fatigate jejuniis fas est contra nostrum sentire desiderium. *Cassiod. l. 6. ep. 5. lin. l. 7. epist. l.*

N

de la Medecine ; toutefois si l'effort du mal estoit capable de changer ma resolution, j'avertis de bonne heure mes domestiques, qu'on ne m'accorde rien sans la permission du Medecin ; s'ils en agissent autrement, qu'ils s'asseurent que je les puniray avec la mesme severité, qu'ont coustume de faire ceux à qui l'on refuse ce qu'ils demandent. Zaleucus est loüé dans Elien d'avoir étably chez les Epizephyriens une loy, qui portoit condamnation de mort contre les malades qui boiroient du vin sans l'ordonnance du Medecin, quand mesme ils seroient réchapez de leurs maladies. Ces anciens estoient bien éloignez de vos opinions.

Ils avoient raison, repartit Cleante, ne vaut-il pas mieux

mourir dans les formes, que de réchapper contre les regles. Ces maximes sont admirables: mais vous me permettrez, s'il vous plaist, de ne les suivre pas. Chacun a son goust.

Il est vray, reprit Sofandre, laissons donc penser à chacun ce qui luy plaira. Attachons-nous à la chose mesme. Vous rejettez indifferemment tous les remedes, comment preten-dez-vous donc agir ? Que faut-il qu'un homme fasse quand il se voit malade ?

Rien du monde, répondit Cleante, que se tenir en repos, & laisser interieurement agir la Nature, elle est tombée dans le desordre, elle sçaura bien elle-mesme se rétablir : *Plu-sieurs*, dit Quintilien, *ont recou-uré la santé, en negligeant éga-* Plerique convaluerunt; negligé-tiæ bono. Quint. decl. 8.

lement la maladie & les reme-
des. Vos plus grands Medecins mesme ont esté contraints
de reconnoistre le pouvoir absolu de la Nature sur les maladies. C'est elle, disent-ils, qui
fournit les forces au malade
pour vaincre son mal, qui fait
la cuite des humeurs, qui sepa-
re les utiles d'avec les nuisibles,
& qui se prepare des voyes in-
connuës pour les chasser de nos
corps ; Hyppocrate enfin l'appelle en plusieurs endroits, *le*
veritable Medecin de nos mala-
dies. Pensez-vous qu'on doive rejetter la conduite d'un si
prudent Medecin.

Bien loin de cela, répondit
Sosandre, les Medecins ne pretendent autre chose que d'étudier ses loix, imiter sa conduite, & de faciliter ses mouve-

mens. C'eſt pour cela qu'Hypocrate appelle le Medecin, *le miniſtre & le ſubſtitud de la Nature.* Elle eſt à la verité le principal agent dans les maladies, mais le Medecin par le moyen de l'art peut au moins aider ſes actions.

Les hommes, dis-je, repliqua Cleante, n'y entendent rien, leurs ſoins indiſcrets, au lieu de l'aider, ne font que la détourner de ſes deſſeins. Ils prennent un chemin tout contraire à celuy que la Nature tient. Lors qu'elle eſt accablée de la maladie, elle ne demande que le repos. La laſſitude, le dégouſt, la ſoif, le mal de teſte, & les autres ſymptomes l'inyitent à ſuſpendre l'exercice de toutes ſes actions: & les Medecins au contraire redui-

sent toute leur science au secret
de tourmenter les malades. La
saignée, les clysteres, les purgations, les vomitifs, les ven-
touses, les vessicatoires, les
scarifications, & plusieurs autres supplices, sont leurs grands
remedes ; tout ce que la Nature fait souhaitter d'agreable au
malade pour sa satisfaction, ils
le défendent hautement ; & ils
en usent tres - politiquement :
car sans cela qu'auroient ils à
dire. Cependant n'est-ce pas
là servir la maladie pluftost que
la Nature, comme les accuse
Petrarque : *Les Medecins*, dit il,
se vantent de seconder la natu-
re. Il arrive souvent, au con-
traire, que se joignans au par-
ty de la maladie, ils combat-
tent contre cette mesme nature.
Si nous tourmentons les

Auxilia-
rios natu-
ræ profi
tentur se
Medici,
sæpe con-
tra natu-
ram ipsá
proque
morbis
ipsis mi-
litant.
Petr. rerü
senil. l.5.
ep. 4.

hommes, répondit Sofandre, c'eſt pour les retirer du danger, & leur procurer un prompt & veritable repos. Ou pour mieux dire avec ſaint Auguſtin, nous perſecutons la maladie afin de ſauver le malade. Noſtre art ſe ſert pour cela des remedes éprouvez depuis pluſieurs ſiecles, qui peuvent aider la Nature à faire ſon effet. Nous n'y entendons rien, dites-vous, & nos ſoins indiſcrets la détournent de ſes deſſeins. Il faut toujours la laiſſer agir ſeule, puiſque c'eſt elle qui eſt tombée dans le deſordre, elle peut bien s'en retirer elle-meſme. Vos opinions, Cleante, ne quadrent gueres à l'experience. Si vous aviez bien balancé les forces de la Nature, vous ne parleriez pas ainſi. La Nature n'eſt

Eſt Medicus febris perſecutor ut ſit hominis liberator.

N iiij

elle pas tombée dans le defordre, lors que le mal caduc, la
phtifie, la goutte, la pierre, la
migraine la tourmentent?

Qui en doute, répondit
Cleante?

D'où vient donc, continua
Sofandre, qu'elle ne s'en reti-
re pas elle-mefme, fuivant voftre Aphorifme?

La réponfe eft facile, dit
Cleante, ne voyez-vous pas que
ces maladies font incurables?

Sans doute, repartit Sofandre, vous avez touché au but,
c'eft que ces maladies font incurables. Mais quelle eft la raifon
de cette incurabilité? n'eft-ce
pas la foibleffe de la Nature qui
ne peut fe rétablir en fon premier eftat? & voftre maxime eft
indubitable? Vous allez me répondre, que la Medecine n'a pas

plus de pouvoir fur ces maladies que la Nature, & que les gueri-fons en font rares. D'accord : mais fi nos remedes ne les gue-riffent pas toujours, au moins peuvent ils les adoucir; & enfin il y en a d'autres où l'art fait ce que la Nature ne peut. Si un homme fe démet ou fe caffe les os du bras, s'il fe romp quel-que veine confiderable, s'il eft bleffé d'une grande playe, ou d'une notable contufion, fi la gangrene s'eft emparée de quelqu'une de fes parties, la Nature feule le retirera-t-elle de tous fes maux. Un malade en ces extremitez n'a qu'à fe tenir en repos, & attendre pai-fiblement le fecours de la bonne Nature.

Les Chirurgiens, répondit Cleante, vous font obligez,

vous parlez bien pour eux; vous avez raison. Je ne conteste pas la necessité de leur art : mais ces instances ne font rien pour les Medecins ; ces maladies exterieures ne sont pas de leur jurisdiction.

Nous allons, dit Sosandre, examiner si elles ne sont pas du ressort de la Medecine. Cependant vous reconnoissez par provision, que l'art peut quelque chose aux maladies que la nature ne sçauroit faire, c'est encore avancer d'un pas.

L'art peut quelque chose, répondit Cleante, en ces maladies exterieures, je l'accorde.

Que direz-vous, ajoûta Sosandre, de la gravelle, de la verole, des poisons avalez, du scorbut, de la lethargie, la pleuresie, la squinancie, l'apoplexie ? font-ce maladies qui attaquent feulement les dehors, ne penetrent-elles pas jufques à l'interieur ? & pourtant la nature ne les peut non plus guerir : au contraire elle fert à les empirer par l'abondance du fang & des efprits qu'elle pouffe aux parties malades, en les voulant fecourir : noftre art, Dieu mercy, en vient ordinairement à bout, fon fecours eft donc neceffaire aux maladies interieures auffi bien qu'aux exterieures.

Vous retirez abfolument ces dernieres du reffort de la Medecine ; elle a fujet de fe recrier contre voftre Arreft. L'eftude de la Chirurgie, à qui vous les refervez, fait une partie tresimportante de fon art, auffi bien que la Pharmacie. La

Medecine eſt un corps dont le Medecin eſt comme la teſte, l'Apotiquaire & le Chirurgien, en ſont comme les bras : toutes les lumieres de la ſcience ſont reunies dans cette teſte, & les bras n'ont aucun mouvement que par l'influence & la direction du chef ; il commande , & les bras executent ſes ordres.

Autrefois, dit Cariſte, ces profeſſions n'eſtoient point ſeparées , les Medecins n'eſtoient point ſi fiers qu'ils ſont à preſent, ils pratiquoient de leurs mains ce qu'ils ordonnoient.

C'eſt , reprit Soſandre, une preuve de l'union qu'elles ont avec la Medecine. Ce n'eſt pas le mépris de la Pharmacie & de la Chirurgie qui en a fait quitter l'exercice manuel aux

Medecins, mais le defir de ménager le temps, pour fe rendre
plus capables de foulager les
malades. L'eftude de la nature des maladies, & des remedes, que doit faire un Medecin,
eft un fond trop vafte pour fe
contenter d'un efprit partagé
par les foins embaraffans de
la preparation des remedes,
du penfement des playes, de
la pratique des bandages, &
des autres operations de la
main; il veut un homme tout
à foy. C'eftpourquoy les Medecins, pour vacquer au plus
neceffaire, laifferent ces operations qui demandent plus
l'exercice de la main, que la
juftefle de l'efprit, à des fervi-
teurs, à qui ils en enfeignerent
l'ufage. Bien loin qu'ils en ayent
abandonné la connoiffance,

ils ont toujours continué de l'enseigner, & de les conduire dans la pratique ; c'est donc parmy les Medecins qu'on doit rechercher, comme dans sa source, la pureté des lumieres de la Pharmacie, & de la Chirurgie. Les Chirurgiens & les Apotiquaires n'ont point d'Auteurs plus celebres, qui ayent traité de leur art que les Medecins, comme Hyppocrate, Galien, Celse, Paul Æginete, Guy de Gauliac, Fernel, Tagault, Fabrice Abaquapendente, Mathiole, Renou, Scrodere, & une infinité d'autres dont ils ont ordinairement les livres entre leurs mains pour en pratiquer les preceptes.

Les Chirurgiens, dit Cleante, à vostre compte ne suffisent donc pas au traittement de

maladies exterieures, il y faut
encore des Medecins.

Dans les mediocres mala-
dies, répondit Sofandre, qui
font expofées à nos yeux, on
peut s'affeurer à un habile Chirurgien, mais dans celles qui
font confiderables, ou qui demandent quelque operation
difficile, la fanté & la vie font
des biens affez precieux pour
ne rien entreprendre fans l'avis
du Medecin.

Sans doute, ajoûta Carifte,
on ne fçauroit faire trop de fa-
çons pour faire mourir un
homme, c'eft Juvenal qui le dit :
Nulla unquam de morte homi-
nis cunctatio longa eft.
En bonne juftice on ne peut
avoir moins qu'un juge, & un
executeur.

Si c'eft faire mourir un ma-

lade , dit Sofandre , que de
joindre l'avis du Medecin à
l'operation du Chirurgien, c'eft
travailler à perdre fon procez
que d'appuyer la procedure
d'un Procureur de la confultation d'un Avocat. Si vous demeurez d'accord de ce dernier
chef , Carifte , ceux qui vont
rechercher vos confeils feroient
bien trompez , & vous pourriez
donner quelque credit au mot
d'un ancien , qui appelle voftre
fcience *un art de voler* , prenez
y garde fi bon vous femble.
A l'égard des Medecins on a
toujours gardé, & l'on obferve
encore , la couftume de les
mander avec les Chirurgiens
aux occafions que j'ay mar-
quées : & fi vous affeurez que
le Medecin y eft inutile, parce
qu'il ne porte pas luy mefme
fe

ſes mains dans la playe, & ne
manie pas les ciſeaux ou le bi-
ſtoury ; c'eſt vouloir ſouſtenir
que l'Architecte ne contribuë
rien au baſtiment avec le ma-
çon ; le Pilote à la navigation
avec le Matelot ; le General à
la victoire avec les ſoldats : parce qu'ils ne remuent pas à force
de bras les pierres, les corda-
ges, & les canons.

Que vos demarches ſont po-
litiques, répondit Cariſte, comme vous ſçavez que rien ne de-
credite plus la Medecine que
ſon incertitude, vous taſchez
de la joindre à la Chirurgie,
qui eſt un peu plus certaine. Je
ne blâme pas voſtre conduite,
elle eſt bien raiſonnée. Le lier-
re & la vigne s'attachent bien
à l'orme pour y trouver leur
appuy. Nous ſommes d'accord,

pourveu que vous reconnoif-
fièz, que la Medecine en foy
ne peut pas eftre une fcience
ny un art veritable, n'ayant
point la certitude qui leur eft
effentielle ; vous ne le nierez
pas : car vous fçavez trop bien
que la Medecine n'a rien d'affeuré, elle eft le joüet de noftre
efprit aveugle qui luy donne
telle forme qu'il luy plaift. Je
m'en rapporte aux Dictiaques
de Denis Egée, dont parle
Photius dans fa Bibliotheque,
qui contenoient cent chapitres
de matieres medicinales, où le
premier eftoit toujours pour
l'affirmative & le fuivant pour
la negative ; je m'en rapporte
mefme à Galien voftre maiftre.
Il l'avouë nettement, lors qu'il
appelle la Medecine, *un art
conjectural*. La conjecture felon

luy eſt une connoiſſance fort imparfaite, qui peut tromper les plus prudens & les plus habiles, & qui par conſequent ne peut jamais produire de certitude dans celuy qu'elle dirige. Hyppocrate en fait foy en ſa propre perſonne, quelque expert qu'il fuſt aux maladies, il declare qu'il ſe trompa prenant une des ſutures du crane pour une fracture du meſme os. Et Galien avouë, qu'eſtant travaillé d'une violente douleur, il n'en put jamais connoiſtre la cauſe, & qu'il ſe trompa lourdement, en ce qu'il crût eſtre malade de la pierre, quoy que ſon mal ne fuſt qu'une colique cauſée par une humeur froide. Et nous dirons aprés cela que la Medecine eſt un art ? Je ne voy qu'un moyen de le croire, c'eſt de confondre toutes les idées que la Philoſophie nous donne des choſes. Si vous n'en venez-là, Soſandre, il faut vous contenter qu'on nomme l'aſſemblage des connoiſſances de la Medecine, non pas une ſcience ny un art demonſtratif, mais une ſimple routine, qui ne ſe conduit qu'à la foible lueur des conjectures. Voila toute la grace qu'on luy peut faire.

La faveur eſt rare, repartit Soſandre, & la Medecine n'a pas la temerité de recevoir cette belle qualité de routine. Platon en effet n'en eſt pas d'avis. Voicy ſes paroles : *L'adreſſe de preparer les viandes n'eſt pas un art, mais une routine. La Medecine au contraire eſt un art, parceque, dit-il, elle connoiſt la nature de ſon ſujet, & des choſes*

Dicebam coquinariam nõ eſſe artẽ ſed experientiam, vel experientiâ natam peritiam Medici-

qu'elle traite , parce qu'elle peut rendre raison de ce qu'elle fait.

Ce passage, comme vous voyez, est assez raisonné ; & Platon se connoissoit un peu en ces matieres : mais la Medecine est incertaine, dites-vous, & il ne satisfait pas à la difficulté. Pour y répondre nettement distinguons, s'il vous plaist, la Medecine en deux estats. Premierement en elle-mesme, lors qu'elle donne en general ses preceptes pour la cure des maladies. Secondement dans l'exercice actuel, où elle est obligée de faire l'application de ses preceptes sur tel ou tel malade en particulier, en telle ou telle circonstance. Dans le premier estat la Medecine a ses principes certains & si indubitables, qu'elle merite le nom de de-

ham verò esse artē quoniam ipsa illius rei in qua colenda curandæque versetur, & naturam contemplatur, & eorū causam quæ agit, & eorum singulatim causam possit reddere. *Plato in Gorg.*

monſtrative. Seneque eſt de ce
ſentiment : *La pluſpart*, dit-il,
*des arts les plus liberaux, outre
leurs preceptes, ont encore leurs
principes certains, comme on le
remarque dans la Medecine.*
Mais ſi nous l'enviſageons au
ſecond eſtat, je conviens qu'elle
n'a pas cette infaillibilité, parce qu'elle dépend de la differente conſtitution des hommes, du
changement des ſaiſons, de la
varieté infinie des maladies, des
alimens, des medicamens, &
de la caducité des corps, leſquels, comme autant de Pro-
thées, ſont dans une perpe-
tuelle inconſtance : mais cette
incertitude n'empeſche pas
qu'elle ne merite encore en ce
ſecond eſtat, d'eſtre nommée
un art veritable. L'art, dit Galien, eſt un aſſemblage d'obſer-

*Gal. l. de
Intr. c. 5.*

vations & de connoiſſances, qui "
ayant un enchaînement l'une "
avec l'autre, ſe rapportent tou- "
tes à une meſme fin, utiles à la "
vie humaine. La Medecine , "
comme vous accordez , eſt un
amas de connoiſſances qui ont
liaiſon enſemble, & qui tendent
à la ſanté , comme à la plus utile de toutes les fins, & par conſequent c'eſt un art veritable.
Je ſçay qu'elle n'arrive pas toujours infailliblement à cette fin ,
mais cela ne la dépouille pas de
cette qualité. Il y a deux ſortes "
d'arts , dit Galien , les uns qui "
arrivent toujours à la fin qu'ils "
ſe propoſent , comme l'Archi- "
tecture, & la Peinture ; & d'au- "
tres qui y parviennent tres- "
ſouvent, & non pas toujours ; "
cette derniere eſpece d'art "
eſt appellée conjecturale, tels "

„ que font l'art de tirer au blanc,
„ la Rhetorique, & la Medeci-
„ ne mefme. Croyez-vous que
le nom de conjecturale luy foit
fort honteux, la Rhetorique
comme vous entendez, n'en
peut pas avoir d'autre, ny mefme les plus nobles arts du monde : comme celuy de policer
les villes, de conduire les armées, & de gouverner les Eftats,
qui occupent le foin des Ma-
giftrats, des Generaux, & des
Rois. Ces arts n'ont que des
conjectures douteufes pour les
conduire dans ces grands em-
ploys : ils ne viennent pas, comme l'on fçait toujours à bout de
leurs deffeins, non pas qu'ils
manquent de principes certains, non plus que la Medecine : mais à caufe de l'inconftance & la bizarerie des fujets fur

lefquels

lefquels ils exercent leur prudence. Voila de quelle forte
Hyppocrate. & Galien difent
quë la Medecine eft incertaine;
ils n'en ont fait aucun myftere,
& ils n'apprehendoient pas que
cet aveu luy fuft préjudiciable.
Il ne l'a gueres efté en effet ,
& l'on n'a pas laiffé de l'eftimer
toujours depuis. On a mefme
admiré la fincerité d'Hyppocrate & de Galien , d'avoir
laiffé à toute la pofterité une
declaration de leurs erreurs :
Ils en ont usé, dit Celfe, *à la
maniere des hommes illuftres,
que leur merite remplit d'une
noble affeurance. Comme les
efprits foibles ne poffedent prefque rien , ils ne veulent rien
relâcher de leur pretenduë gloire :
mais un grand genie , auquel
aprés de petites pertes , il refte*

encore beaucoup de merite en augmente l'éclat par l'aveu des erreurs qu'il n'a peu éviter. J'avouë à parler franchement, que l'incertitude, de quelque costé qu'elle vienne, est un desavantage qu'on trouve fascheux en la Medecine. Les malades seroient bien aises qu'elle agist en ces ordonnances aussi certainement qu'un Arithmeticien ou un Geometre en ses demonstrations : cela seroit doux, mais trouve-ton bien des sciences qui jouïssent de ce privilege? Comptons ensemble, s'il vous plaist : la Philosophie en est-elle? Aristote qui avoit interest de la vanter, avouë que nos doutes croissent à mesure que nous avançons dans les sciences : & pour répondre à vos dictyaques problematiques,

Pitagore , ainsi que Petrarque l'obserue, asseuroit qu'en quelque matiere que ce fust, toutes les questions estoient problematiques, & que cette proposition mesme , que toutes choses sont problematiques, avoit ses raisons égales pour estre attaquée & defenduë. Socrate disoit souvent *je ne sçay qu'une chose qui est que je ne sçay rien du tout*, rien n'est plus humble que cette declararion d'ignorance ; cependant Arcesilaüs la jugeoit encore trop hardie , & disoit que l'homme ne pouvoit pas mesme sçavoir certainement , s'il estoit vray qu'il ne sceust rien. Cela surprend, mais cela se découvre en effet, si l'on examine les choses sans prevention. La Logique, la Meta-

Petrar. l. de ignor. sui & mult.

P ij

phifique, la Morale nous don-
nent-elles bien des conclufions
qui ne foient difputées? La Phifique mefme avance-elle une
penfée qui n'éveille mille con-
tradicteurs ? Nous explique-
réz-vous demonftrativement,
Cleante, la Nature du Soleil,
& de la lumiere, les chofes du
monde qui touchent plus fen-
fiblement nos yeux ? direz-
vous avec Ariftóte que c'eft
l'acte d'un corps diaphane comme tel ? un autre avec Def-
cartes s'élevera contre vous,
& fouftiendra que c'eft une
enfilade de petits globes qui
fe meuvent en ligne directe,
depuis le corps du Soleil jufques à nos yeux ; un troifiéme
joint à Gaffendy détruira par un
nouveau fyfteme, l'une & l'autre opinion : & chacun croyant

tenir la raifon de fon cofté, ils ne conviendront qu'en cela feul, que pas un ne prouvera demonftrativement ce qu'il avance. On ne laiffe pas aprés tout cela, de reconnoiftre une Philofophie, de l'étudier, de l'eftimer. Pourquoy donc refufer le mefme tribut à la Medecine ?

Carifte eftoit bien aife que Sofandre s'étendift ainfi contre la Philofophie, afin qu'on ne touchaft point les fciences dont il faifoit profeffion ; c'eft pourquoy il voulut engager Sofandre à la replique par quelques branflemens de tefte & quelques mots jettez à la traverfe. Mais Cleante tres-perfuadé des reflexions de Sofandre, & d'ailleurs fort indifferent pour la fortune de la Philofophie, ne fe preffant pas beaucoup de la défendre, Sofandre continua fon difcours.

Vous vous intereffez trop pour la Philofophie, dit-il à Carifte, fongez feulement à fouftenir la certitude de la Jurifprudence, vous aurez affez d'affaires. Cet art s'occupe à la connoiffance des Loix, qui, comme dit l'Empereur, ne font autres que les volontez des peuples, ou du Prince. Trouvez-vous rien de plus incertain que cette volonté de l'homme? La Loy reconnoift bien cette inconftance, puifqu'elle dit qu'elle eft changeante jufqu'à la mort; les Ordonnances, les Edits, les Arrefts ont-ils rien d'arrefté? On les établit, on y ajoûte, on les retranche, on les caffe, on les remet en vigueur; & la Jurifprudence que nous avons à preſent eſt-ce la meſme qu'on ſuivoit il y a cinquante ans ? Eſt-il rien encore plus ſujet à l'erreur que les loix ? L'erreur meſme, ſelon le Juriſconſulte, doit quelquefois paſſer pour une loy. Et Ulpian prononce au Code, qu'un homme recon-nu en jugement pour libre de naiſſance, doit eſtre cenſé tel, encore qu'il ne ſoit qu'affran-chy ; par cette regle, *Qu'une choſe jugée doit eſtre receuë com-me une verité infaillible.* Sui-vant cette derniere loy com-bien dans le Droit ſe ſont gliſ-ſez d'erreurs & d'abus ? Com-bien de coûtumes qui choquent la raiſon ont paſſé par le capri-ce des Juges en force de loy ? Combien d'obſcuritez & d'anti-nomies ? Malgré toutes ces in-certitudes, la Juriſprudence n'eſt

Commu-
nis error
facit jus.

Res ju-
dicata
pro veri-
tate ha-
betur.

P iiij

point revoquée en doute ; on l'honore, on s'en fert tous les jours : & la Medecine feule fera rejettée, parce qu'elle ne prouve pas toutes fes ordonnances par des demonftrations. Je voudrois bien fçavoir d'où vient cette rigueur pour elle, & l'indulgence qu'on a pour les autres. Quelque grande & hazardeufe entreprife que nous meditions, nous n'avons de fon fuccez que des affeurances morales & des conjectures. Pourquoy exiger de noftre art une certitude demonftrative en l'application de tous fes remedes.

Carifte ne voulant pas entrer en une comparaifon qui luy fuft defavantageufe, ne prenons point le change, luy dit il, j'ay commencé d'attaquer la Medecine, il faut con-

...inuer de fuite. Si j'ay à défendre à mon tour les autres arts,
ce fera pour une autre fois. Re-
venons donc à noftre queftion.

Il n'eft rien qui prouve mieux la
verité d'un art, que la convenance des artiftes dans les mefmes principes; comme au contraire leurs conteftations font
des marques naturelles de leur
ignorance. Ce principe eft de
quelque poids; c'eft Galien qui
l'avance au fujet que nous trai-
tons. Comment voulez-vous
donc que je penfe que les Medecins ont un art veritable,
puifque nous ne voyons entre
eux que contrarietez perpetuelles. Pline à ce propos nous
fait une galante hiftoire du pro-
grés de la Medecine, elle merite affeurément un recit. Hyppocrate, dit-il, fut le premier
qui reunit la Medecine difper-

Controverfia juftam ignorantiæ fufpicionem oftendit concordia ipfa magnam juftamq; cognitionis fpem demonftrat. Comm. 1. in l. Hyp, de var. vict. in acut. Plin. lib. 29. proœ

" fée, & la reduiſit en un corps,
" Chryſippe luy ſucceda, qui dé-
" truiſit tout ce qu'il avoit inven-
" té. Eraſiſtrate en fit autant à la
" doctrine de Cryſippe. Les Em-
" piriques vinrent aprés, qui for-
" merent une Medecine toute
" differente, & ſe diviſerent en
" pluſieurs ſectes. Herophile ſur-
" vint qui les condamna toutes,
" s'attachant à la connoiſſance du
" pouls. Sa doctrine fut ruinée par
" Aſclepiade, qui en ſubſtituà en
" ſa place une autre plus facile.
" Themiſon ſon Eſcolier chan-
" gea celle d'Aſclepiade. Enſuite
" Muſa ayant gueri Auguſte par
" une pratique contraire, forgea
" une methode toute nouvelle.
" Du temps de Meſſaline Vectius
" Valens en établit une autre.
" Sous l'Empire de Neron Theſ-
" ſalus renverſa avec furie les opi-
" nions de ſes devanciers, & fon-

là la secte des Methodiques. «
Crinas de Marseille l'abolit en- «
suite, & introduisit la methode «
de regler toutes les operations «
de la Medecine au mouvement «
des astres, boire, manger, & «
dormir à l'heure qui plairoit à la «
Lune, ou à Mercure. Son au- «
torité fut bien-tost aprés ruinée «
par Charinus, qui condamna «
toute la Medecine des anciens; «
on changea les bains chauds or- «
dinaires à Rome en bains gla- «
cez. Depuis tous ces change- «
mens de la Medecine parmy les
Romains, combien en est-il arrivé d'autres jusqu'à ce siecle.
Sans compter les innovations
arrivées en quelqu'une de ses
parties, dans nos derniers siecles parut Argentier, qui s'at-
tacha à renverser toutes les opinions de Galien, qui jusqu'à luy

avoit en toutes les Ecoles esté suivi en maistre. Presqu'en mesme temps Paracelse se leva, qui combatant la doctrine d'Hyppocrate & de tous les autres, forma un corps de Medecine tout inoüy. Et depuis quelques années Sylvius n'a-t-il pas composé un systeme tout nouveau qui renverse les principes des anciens. Ceux mesme qui suivent Hyppocrate & Galien s'accordent-ils mieux, ils n'ont aucun Aphorisme qui ne soit contesté, & ils s'entendent aussi peu autour du lit des malades, comme dans leur Ecolè. Voyez vous aucun Medecin approuver le traitement d'un autre qui l'aura precedé chez un malade, & qui se serve de son ordonnance, sans y ajouter ou retrancher quelque drogue. *Et c'est*

Hinc illæ
circa æ.

s, dit Pline, *la source de tant d'impertinentes disputes des Medecins chez les malades; pas un ne veut estre de l'avis de son confrere, de peur de paroistre son sectateur, & opiner du bonnet.*

En verité Sofandre, reprit Cleante, ces contrarietez montrent que vos Medecins ont bien de l'esprit, de tourner ainsi les choses en tant de manieres qu'il leur plaist; mais elles montrent aussi qu'ils ont fort peu de Medecine, aussi bien que de politique: Hyppocrate s'en est plaint de son temps. *Dans les maladies aiguës, dit-il, les Medecins s'accordent si mal que ce que l'un ordonne, comme tres salutaire, l'autre le soustient tres prejudiciable: & c'est ce qui rend la Medecine toute semblable à*

gros miseræ sententiarú concertationes, nullo idé censente, ne videatur accessio alterius. *Plin. prox. l.* 29.

Acutissimis in morbis Medici usque adeo dissentiunt ut quæ alter porrigit optima esse existi mans ea alter ma la esse putet, at-que scre ob id va-ticinatio-ni ars ip-sa similis videatur. *Hyppo. l. de victus ratione in acut.*

l'art de deviner. N'admirez vous point, Sosandre, cette comparaison de la Medecine avec l'art de deviner ? elle est juste à mon sens : car de mesme que les Devins consultant les entrailles des victimes estoient souvent en contesta- tion des signes qu'ils en de- voient tirer ; Messieurs les Me- decins ont les mesmes contra- rietez, soit qu'ils examinent encore en leur lit les misera- bls victimes de leur ignorance pour leur prescrire les reme- des, soit qu'aprés leur mort ils déchirent leurs entrailles afin d'y connoistre comment ils devoient agir pour les guerir. La ressemblance est merveil- leuse des uns aux autres, & nous voila tantost d'accord. Je ne nie point que la Medecine

ne soit un art auffi bien que celuy de deviner. Que les Medecins marchent du pair avec les
Devins & les Aftrologues, je
ne leur difputeray point leur
rang : il faut rendre l'honneur
à qui il eft deu.

Vous ne luy ofteriez pas, répondit Sofandre, celuy qui luy
appartient, fi vous preniez
bien le fens d'Hyppocrate,
les fervices qu'il a rendus à
tout le genre humain, & fes
divins ouvrages prouvent trop
l'exiftence de noftre art, pour
luy avoir combattu la verité. La
Medecine de fon temps eftoit
en un étrange defordre. Ceux
qui l'exerçoient n'avoient pas
encore joint la methode de la
raifon aux diverfes obfervations
qu'ils avoient faites fur les ma-
des. Comme ils ne fuivoient

que la conduite aveugle de
l'experience, ce n'eſt pas merveille s'ils s'entrechoquoient à
tout propos , comme des perſonnes qui marchent dans le
tenebres. C'eſt donc à ſes Medecins empirics & ignorant
qu'Hyppocrate fait le repro-
che dont vous parlez , non pa
aux dogmatiques, qui tiennen
le bel ordre qu'il a le premie
eſtably en ſon art. Il ne l'élev
pas pourtant tout d'un coup
la perfection où nous le voyon
à preſent. Il n'eſt arrivé à c
point qu'aprés une longue ſuit
te de ſiecles : c'eſt ce que vou
trouvez mauvais , Cariſte, vo
tre galante hiſtoire de Pline n
nous marque autre choſe. Eſt
ce une choſe innoüye que le
grands corps ayent leur naiſſan
ce & leur progrez? Cette ma

niere

niere de s'avancer par degrez à
fa perfection, & la difference
de la Medecine de nos jours à
celle des anciens, eft la preuve
la plus indubitable de fon exiftence. La Medecine eft comme ces grands fleuves qui prennent leur origine de mille petits ruiffeaux; leurs eaues foibles, avant que de les former,
font obligées de s'écarter & de
fuivre autant de chemins differens, qu'ils trouvent d'obfta-
cles à leur paffage: mais aprés
avoir long-temps ferpenté, ils
fe reuniffent enfin dans un lit,
& n'ont tous qu'un mefme courant. De mefme les difficultez
qui fe rencontrent dans la recherche des fecrets de la Nature, ont partagé les Medecins.
Chacun d'eux amoureux de
fes propres fentiments, a tâ-

ché de les souftenir à force de
raifon : & comme la verité naift
ordinairement des contrarietez
de la difpute, aprés l'avoir
trouvée, ils fe font enfemble
reunis à fa fuite, pour compo-
fer un mefme corps, & tendre
à une mefme fin. Il s'eft de
vray meflé parmy tout cela
beaucoup d'erreurs, qui ont
tenté d'obfcurcir fes lumieres :
mais plus la doctrine de la foy
a efté combatuë d'herefies, plus
on l'eftime inebranlable ; plus
la Medecine a efté troublée de
fectes differentes, plus nous
devons admirer fa folidité.
Chacune a eu fon temps, où
elle a jetté fon feu, les empirics ont eu leur regne, les me-
thodics le leur, les paracelfires
de mefme, Argenterius & les
autres ont voulu remuer : mais

les principes d'Hyppocrate &
de Galien ont toujours demeuré
fermes jusques à present.

Cela va fort bien, reprit
Cariste, mais les Medecins qui
suivent leur doctrine, se con-
trarient autant que ceux de differentes sectes ont fait autrefois.

Cette contrarieté, répondit
Sosandre, n'est souvent qu'ap-
parente dans les moyens differens par lesquels on peut arriver à une mesme fin. On
peut rendre la santé par divers remedes. Je veux que
ces contrarietez soient quelquefois veritables, entr'eux,
que prouvent-elles autre chose
que la difficulté de leur art?
l'esprit humain est un flambeau
qui reunit ses rayons sur une
glace égale, & qui les partage

auſſi fort differemment lors
qu'ils tombent ſur un miroir
raboteux. La difficulté des que-
ſtions diviſe toujours nos ſentimens ; il n'y a que les premie-
res veritez faciles à concevoir,
qui les peuvent raſſembler. Cela s'obſerve en toutes les ſcien-
ces ; n'avez-vous point, Cariſte,
de contrarietez en Theologie ?
De quel uſage ſeroient tant de
diſputes, tant d'actes, tant d'aſ-
ſemblées , de Synodes & de
Conciles ? La Philoſophie en eſt
elle exempte ? Saint Auguſtin
nous apprend que Marc Var-
ron avoit compté juſqu'à deux
cent quatre vingt huit ſectes de
Philoſophes, dont les opinions
eſtoient toutes differentes ſur
le ſouverain bien. C'eſt pour-
Cic. l. 5. tant, dit Ciceron, le point ſur
de finib. lequel toute la Philoſophie eſt

ellement fondée, qu'à mesure
qu'il est contesté, toutes ces
questions entrent également
en contestation. C'est pourquoy cet Orateur se mocque
du Proconsul Gellius, qui fit as-
sembler dans Athenes des Philosophes de toutes sectes, à dessein de concilier leurs contrarietez. La Jurisprudence a-t-elle
une loy qui ne souffre mille ex-
plications? la science de l'équi-
té, par ses contrarietez perpetuelles, est aux chicaneurs un
pretexte de fraude & d'injusti-
ce. Consultez separément dix
Avocats sur une affaire difficile, vous en tirerez dix consul-
tations differentes. Y a-t-il de
cause si mauvaise qui n'en trouve pour luy donner couleur?
Les loix enfin establies pour
affermir le repos public, mul-

*Summũ
jus sum-
ma inju-
ria.
Terent. in
Heaut.*

Q iij

Ut anteà
flagitiis,
sic nunc
legibus
labora-
tur.
Corn. Ta-
cit. 4. an-
nal.

tipliant leurs antinomies à mesure que leur nombre s'est aug-
menté, sont devenuës, dit Ta-
cite, des instrumens à tourmenter les hommes aussi cruellemét
que les crimes mesmes qu'elles
pretendent guerir. Et puis l'on
trouve étrange si en Medecine,
où les matieres sont si difficiles
les Docteurs ne sont pas toujours d'accord. Comme si ce
n'estoit pas assez en une science de convenir dans les principes & les points les plus impor-
tans, comme il arrive sans doute entre les Medecins dogmatiques. Galien que vous nous
avez opposé reconnoist si bien
cette verité, qu'il reprent l'ignorance du peuple, qui se rit des
Medecins, lors qu'il les voit dis-
puter sur les points particuliers
de pratique, quoy qu'ils con-

Galen.
de purg.
medi. fa-
cult.

conviennent dans leurs principes generaux. Pour cette convenance Joannes Apponensis & Bachanellus ont chacun fait un livre qui prouve la convenance des Medecins en la methode de guerir.

Nous consulterons donc ces livres, repartit Cariste, car pour aujourd'huy nous en avons dit assez.

Il est vray, répondit Cleanthe, il y a déja long-temps que nous faisons parler Sofandre, donnons-luy tréve jusqu'à demain, nous aurons le bien de nous rendre chez luy.

Sofandre les remercia de l'honneur qu'ils luy faisoient esperer, & la compagnie se separa aprés quelques civilitez.

V. ENTRETIEN.

Es personnes qui composoient les entretiens precedens s'estants trouvées ponctuellement chez Sosandre, & s'estants mis en estat d'écouter, Cariste entama ainsi le discours. Il vous plut hier, Sosandre, d'appeller la Medecine un art conjectural ; je pourrois proposer quelque chose contre cette qualité, mais je n'arresteray pas davantage la dispute sur un nom. Considerons seulement l'étenduë de cet art pretendu, je ne seray pas long, rien n'est plustost expedié : elle est toute renfermée dans ces trois petits mots, *Saignée*

gnée, Clistere, Purgation,
C'est tout le precis du grand
art de la Medecine. Si vous pouvez une fois les bien retenir,
vous voila pour jamais Docteurs *hic & ubique terrarum.*

Puisque vous sçavez si bien
ce trois mots, répondit Sofandre, hé que ne répondiez-vous
donc juste quand je vous de-
mandois l'autre jour quels remedes il falloit faire à une sup-
pression d'urine? Vous en dîtes
deux mots, qui firent voir que
vour n'estiez pas grand Medecin. Peut-estre ne voulicz-vous
pas faire voir alors le peu d'é-
tenduë de cet art, afin de vous
reserver à en traiter aujour-
d'huy. C'est avoir de la pré-
voyance, & je suis bien aise que
vous m'ayez ménagé l'occasion
de vous en découvrir la gran-

R

deur. La Medecine s'occu-
pe premierement à connoître
l'homme tout entier, elle étudie toutes ses fonctions, l'aran-
gement des parties de son
corps, le mouvement de ses
humeurs & de ses esprits, re-
cherchant avec une dissection
exacte, jusqu'aux moindres fi-
bres qui le composent. La difficulté & l'étendue de la seule
anatomie suffiroit à occuper
tres-honnestement les jours
d'un excellent homme : mais
la Medecine outre cela a bien
d'autres occupations. Elle examine toutes nos maladies, qui
sont en si grand nombre, qu'
Hyppocrate appellé l'homme
un composé de maladies. Elle distingue les causes de chacune,
les differences, les signes, &
les syptomes. Aprés avoir con-

nu toutes ces miseres, elle cherche les remedes propres à chaque infirmité ; elle épluche la
nature d'un million de simples
& d'animaux ; elle fouille mefme les entrailles de la terre,
& les abyfmes de la mer, pour
découvrir dans les metaux &
les mineraux ce qu'il y a de propre à fon deffein ; & par l'acti-
vité du feu fepare le pur d'avec
l'impur fi adroitement, que des
poifons mefmes elle en fçait
faire des antidotes.

Vous nous dites-là de grandes chofes, luy dit Carifte.

Il faut, luy répondit Sofan-
te, vous en faire voir des é-
chantillons.

A ce mot, il fe leva, & ou-
vrant les feneftres de la falle
où ils eftoient, qui donnoient
fur fon jardin, leur montra une

grande quantité de plantes ra-
maſſées par ordre dans pluſieurs quarreaux. Voila encore, continua-t-il, un aſſez grand
livre à étudier. De là con-
duiſant la Compagnie dans une
arriere ſalle dont il faiſoit ſon
laboratoire, il leur découvrit le
grand appareil des inſtrumens
& des drogues de la Chimie &
de la Pharmacie. Il feignit leur
en vouloir expliquer en détail
les uſages, lors qu'ils luy témoignerent que la ſimple veuë
ſuffiſoit, & que le dénombrement leur en ſeroit ennuyeux.
Soſandre alors profitant de cette declaration qu'il s'eſtoit me-
nagée.

Cet ennuy, leur dit-il auſſi-
toſt, que vous apprehendez, eſt
un aveu ſincere de la vaſte
étenduë de la Medecine. Si la

simple veuë de ses remedes, & le recit de leurs vertus est capable de vous lasser, l'étude exacte qu'on doit faire de chacune en particulier, peut elle estre une occupation de neant, & une science de trois mots. Les moindres objets ont quelquefois occupé l'esprit des plus grands hommes. Le Philosophe Aristodemus, au rapport de S. Augustin, demeura plusieurs années autour des ruches pour considerer le travail des abeilles & connoistre leur nature. Adrianus Junius a fait un livre sur les cheveux ; Jacobus Seidelius sur la salive de l'homme ; Antonius Musa sur la Betoine ; Jacques Aubert sur les yeux d'écrevices ; Marcion & Diocles sur le Navet & sur la Rave ; & l'étude entiere de

R iij

de tous les eſtres ſenſibles , eſt une ſcience de trois paroles ?

De bonne foy. , Soſandre , reprit Cleante , de quoy vous ſert tout cet appareil de ſcience , à quoy bon ce grand étalage de drogues & de ſimples ? n'apprend-on pas bien ſans cela la pratique des Medecins pour toute ſorte de maladies ? Il faut donner des lavemens d'abord , ſaigner enſuite , & puis purger. Si le mal dure on recommence le tour , juſqu'à ce qu'enfin le malade ſe trouve mieux , ou qu'il periſſe ſi bon luy ſemble. Voila la pratique ordinaire. Moliere en a fait de bonnes leçons au peuple , & il en a profité.

Il avoit , répondit Soſandre, quelque ſujet d'en rire , & je ne nie point qu'en Medecine comme ailleurs , il ne se trouve beaucoup de mauvais artistes, qui font de cette routine , comme on dit , une selle à tous chevaux. Ce n'est pas que je veuille blamer l'usage ordinaire de ces trois grands remedes : je reconnois leur efficace , & quand l'art ne nous en auroit découvert aucun autre , on ne devroit pas l'en méprifer. Le foin d'un prudent Medecin ne laiſſeroit pas encore d'eſtre ne- ceſſaire pour s'en fervir à pro- pos , dans le temps , le nombre, la doze , & la qualité , propor- tionnées aux forces du mala- de , & l'eſpece de fon mal. Il eſt preſque autant de faignées differentes que de parties de noſtre corps, de clyſteres , & de purgations , qu'il y a de drogues au monde ; il faut donc quelque estude & quelque experience pour ordonner toutes ces choses bien à point, à tant de differens malades.

Mais nostre art n'est pas reserré à cette coustume sterile de ces trois remedes : les bons praticiens s'en servent d'abord, comme de remedes generaux qui preparent les corps des malades à l'usage des autres, & ils descendent ensuite aux particuliers que l'estude & l'experience, entre tous ceux que je vous ay montrez, leur a decouvert estre propres à telle & telle maladie. Il se trouve plus de dissemblance entre les complexions & les parties interieures de nos corps, qu'on n'en remarque entre nos visages ; c'est pourquoy comme on n'en voit gueres qui soient marquez

de traits fort semblables, il est
tres rare que les maladies, qui
ne sont que les complexions
viciées, se rencontrent les mefmes. La diversité des lieux,
des âges, des saisons, des sexes,
des coustumes, en changent la
disposition. La Medecine qui
reconnoist cette varieté perpe-
tuelle, est obligée d'observer
dans ses remedes la mesme diversité. Vous l'avez pû remarquer dans le grand nombre des
remedes que j'ay exposez à vos
yeux : si vous en croyez leur
rapport, vous jugerez qu'il n'est
gueres de professions qui se
servent de tant de moyens
pour arriver à sa fin, & que
l'Ecclesiastique a eu raison de
dire que *les Medecins décou-* Faciet
vriront de jour en jour de nou- pigméta
veaux remedes, & que leur suavita-
tis & un-
ctiones

conficiet
fanitatis
& non
confum-
mabun-
tur opera
ejus.
Eccl. 38.

fcience de fera jamais bornée.
Il eft vray qu'il y a beaucoup
de Medecins qui ne verifient
gueres en eux cette prediction,
& qui pofent à leur fcience des
bornes fort ferrées ; deux ou
trois fimples qu'ils connoiffent
avec la faignée, eft pour eux
la Medecine univerfelle. Selon
ces gens, la Nature a grand
tort d'avoir produit tant de
plantes, de metaux, & de mineraux inutils. La foule eft
grande de ces Docteurs à jufte
prix, Dieu me garde d'excufer
leur procedé : ce font des parties honteufes du noble corps
de la Medecine, que je veux
découvrir au public, afin qu'il
puiffe éviter leurs pieges dangereux. Ces charlatans dégui-
fez fous la robe de Medecin,
abufans de la fimplicité du peu-

ple , embraſſent ce ſalutaire
employ , non pas pour ſecourir
les malades , c'eſt à quoy ils ne
ſongent point , mais par un
motif lâche & ſordide d'attra-
per l'écu , ſans riſquer ny travailler beaucoup. L'eſtude premierement ne les fait gueres
paſlir ; ils apprennent d'abord
à debiter dans un long verbia-
ge latin les principes les plus
communs de la Medecine ſpe-
culative , afin de monter à la
haſte les degrez du Doctorat.
Si-toſt qu'ils y ſont arrivez, ils
croyent que tout eſt fait , ils
ne ſongent plus qu'à la pratique , la pluſtoſt appriſe eſt la
meilleure : car il faut rempla-
cer les grandes ſommes dont
ils ont achepté le Doctorat.
La pourpre eſt chere en ces
lieux, & ſi l'on n'eſt chargé d'ar-

gent, on ne peut plus grimper
en ce Parnasse. *Dat census ho-*
nores. Ces Messieurs enfin arrivez au sommet, se delassent
ensuite à exercer la Medecine;
ils se chargent peu l'esprit;
deux ou trois mots dont nous
avons parlé, font tout leur
équipage; c'est un cercle sur
lequel ils repassent toute leur
vie, comme ces mulets qu'on
attache, les yeux bouchez à
ces grandes rouës pour les
tourner, qui sans faire aucune
demarche à droit ny à gauche,
recommencent perpetuelle-
ment le mesme tour.

Voila, dit Cariste, des docteurs vestus à la legere: comment ces gens ont ils le front
de se dire Medecins à la barbe
de tant de personnes à qui ils
ont affaire?

Ce qui leur manque, répon-
it Sosandre, du costé du merite, ils le recompensent par
intrigue & l'imposture. Vous
ne devineriez jamais celles
qu'ils mettent en usage pour
attirer de la pratique : c'est
le plus plaisant sujet de Comedie qu'on puisse imaginer, &
Moliere devoit bien s'y attacher plustost qu'à joüer la Medecine. Quelques-uns affichent
en gros caracteres leurs noms à
tous les coins de ruës, & se font
chercher dans divers quartiers
de la ville par des gens atitrez;
d'autres armez d'une barbe do-
rale, & vestus de long à la pe-
dantesque, se promenent sur
leurs mules par toutes les grandes ruës; plusieurs ont des personnes à gage pour publier par
tout des guerisons qu'ils n'ont

jamais faites ; il en est mesme
qui s'entendent avec l'Apoticaire & le Chirurgien , & par-
tagent avec eux le gain de la
pratique. Ils passent encore à
de plus honteux artifices que je
ne vous pourrois dire sans rou-
gir, & peut-estre sans vous en-
nuyer. Faut-il donc s'étonner
aprés cela, si la Medecine, qui
ne laisse penetrer ses mysteres qu'aux plus laborieux, est
si mal pratiquée par ces im-
posteurs, qui au lieu de ses pures lumieres n'employent que
les faux brillans dont ils éblouïs-
sent les yeux de la populace ?
Aprés avoir vieilly dans cette
routine formée d'un enchaisne-
ment d'erreurs, ils se cabrent
lors qu'un esprit éclairé les veut
détromper. Ils rejettent indis-
cretement toutes les nouvelles

obſervations des ſçavans ; l'air pedanteſque dont ils ſont bouf-fis ne peut ſouffrir les douces approches de la verité. *Ils croyent*, dit Horace en un ſujet approchant, *que leur teſte eſt le centre unique du vray.* C'eſt *une honte pour eux d'apprendre de leurs Ecoliers ſur la fin de leurs jours ; & la douleur ſeroit trop rude d'arracher de leur cervelle des erreurs, qui y ont jetté d'auſſi profondes racines, que leurs barbes en leurs mentons.*

Ces pedans fourrez, dit Ca-riſte, me paroiſſent auſſi fins que l'aſne d'Eſope ; ils ſe parent inſolemment de la peau du lion, qui ne ſied bien qu'aux veritables Hercules ; ils meri-teroient bien auſſi le meſme re-gale qu'on fit au dos de ce ri-dicule animal.

Vel quia nil rectū niſi quod placuit ſibi ducūt, Vel quia turpe putant parere minoribus, & quæ Imberbes didicere, ſencs perdenda fateri. *Hor. ſat.*

Il en arrive, répondit Sosandre, tout le contraire. Le peuple qui veut estre trompé est
plustost gaigné par les dehors
plastrez de ces charlatans, que
par l'honnesteté des sçavans
Medecins. Il arrive entre eux,
dit Erasme, la mesme chose que
parmy les Cabaretiers ; ceux
qui ont le plus grand debit, ne
sont pas les plus fideles, & qui
vendent le meilleur vin, mais
sont d'ordinaire ceux qui sçavent mieux tromper le peuple
en falsifiant plus adroitement
cette liqueur.

La comparaison me plaist,
dit Cariste, pour s'establir
Cabaretier, il ne faut qu'une
taverne & un bouchon : & pour
s'ériger en Medecin une robe
& une mule suffisent.

Vous en oubliez la barbe,
luy

uy dit Cleante , je pretens
que c'est le bouchon qui fait
mieux reconnoistre le Medecin.

Le General des troupes de
Charles - Quint , repartit Sofandre , reprochoit autrefois à
François de Bourbon qu'il avoit
la barbe trop courte pour le
combattre. Ce jeune brave qui
le défit, luy repliqua , que chez
les François les barbes ne tran-
choient & ne combattoient pas
mais les épées seules : dans les
maladies la barbe du Medecin
ne guerit de rien , mais bien
son jugement & sa capacité.
L'affectation d'un tel ornement
me semble digne de pitié.. Je
ris avec vous de la forfanterie
de ces charlatans, & de la folie
du peuple , qui sans s'étudier
à distinguer le vray d'avec le
S

faux Medecin, se laisse dupper en matiere de Medecine, plûtoft qu'en toute autre, aussi bien en ce siecle, qu'en celuy, où Pline vivoit : *En cet art seul, dit-il, il arrive ordinairement que le premier venu qui s'érige en Medecin est estimé tel, quoy qu'il ne soit point de sujet au monde où le mensonge soit plus dangereux.*

Vous nous donnez, dit Cleante, assez de marques des mauvais Medecins ; nous ne sommes pas en peine de les découvrir : cela est aisé. On ne voit rien de plus ordinaire ; nous sommes bien plus embarassez à connoistre les bons. Faites-nous le plaisir de nous en marquer les veritables traits.

Hyppocrate, répondit So-

In hac artiũ sola evenit, ut unicuique Medicũ se professo statim credatur, cum sit periculum in nullo mendacio majus. *Plin l. 29. proœm.*

sandre, nous en a tracé le portrait en ces trois mots : *Un Me-*
decin, dit-il, *est un homme de*
probité, & *sçavant dans son*
art. Il veut dire qu'un Medecin veritable, est un homme sage & laborieux, qui dans toutes ses actions fait régner une
honnesteté sans fard, qui plei-
nement instruit de toutes les
connoissances dont j'ay déja fait
le dénombrement, s'adonne
par un motif de tendresse, à
secourir ses semblables dans
leurs infirmitez, qui, dis-je,
comme un adroit pilote sçait
commander à tous les artistes,
dont le ministere doit contri-
buer à la guerison, & qui s'e-
tant exercé à leurs operations,
pourroit au besoin les executer
luy-mesme, enfin qui aprés toutes ses lumieres, travaille encore

S ij

Vir bo-
nus, me-
dendi
peritus,

à se faire jour dans les ouvrages secrets de la Nature, & qui ne peut s'abbaisser aux lasches artifices de tromper les simples dont nous avons parlé, c'est là le modele des Medecins dont je publie le merite.

Voila, dit Cariste, bien des qualitez pour faire un grand Medecin : mais je m'estonne que vous ne parlez point de la Rhetorique qui en est la principale. On ne s'éleve en Medecine qu'à proportion qu'on sçait bien jaser : voyez les plus fameux, toutes langues dorées, qui sçavent l'entretien. Pline l'a remarqué dans ceux de son temps, *Si tost*, dit-il, *qu'entre les Medecins il s'en trouve quelqu'un qui parle agreablement, il devient à l'instant le maistre absolu de no-*

stre vie & de nostre mort. C'est pourquoy un de mes amis defi-nit la Medecine, *un art de cau-ser à propos, & de bien dorer la pillule.*

A ce compte, ajoûta Clean-te, les femmes feroient assez bien leurs affaires à la Medeci-ne en France, aussi bien qu'au grand Caire de l'Egypte, où comme rapporte Prosper Al-pin elles l'exercent avec plus de vogue & de reputation que les hommes.

Si nos Medecins, reprit Ca-riste, ne sont pas femmes par benefice de Nature, ils le de-viennent par les soins de l'art. Ils s'estudient à l'éloquence avec beaucoup plus d'attache, qu'aux secrets de la Medecine, Petrarque s'en plaignoit autre-fois. *Les Medecins, dit-il, ont*

cisque fit. Plin. lib. 29. proœ.

Prosp. Alp. l. de Medic. Ægyp. passim.

Medicis in ore,

S iij

multus Cicero, multus Seneca, multúsq; Virgilius Nescio qua seu fortuna, seu furia, vagaque mentis ægritudine accidit: ut omnia melius sciant, quam id unum quod professi sunt. Petr. rerū senil. l 5. ep. 4.

souvent en bouche, tantost Ciceron, tantost Seneque, tantost
Virgile, & je ne sçay par quelle
bizarrerie, quelle fureur ou
quelle legereté d'esprit, il arrive
qu'ils sçavent mieux tout autre
chose que celles de leur profession.
Ils veulent prendre le peuple
par les oreilles. Pour cela ils
lisent les histoires, s'informent
partout des nouvelles, des affaires, & de cent autres curiositez inutiles à leur profession.
A ce sujet le mesme amy dont
j'ay parlé les appelle LES GA-
ZETTES D'HYPPOGRATE, ET
LES NOUVELLISTES EN TI-
TRE D'OFFICE. En effet toutes les fois que je les ay consultez en mes maladies, je les ay
trouvez fort pauvres en remedes, & tres-riches en promes-
ses. Je pensois qu'ils voulussent

conjurer mon mal à force de
paroles : car ils debitoient les
plus jolies curiositez du monde ;
de sorte qu'au lieu d'un Medecin que je pensois avoir mandé,
je trouvois un Philosophe mo-
ral, ou un Naturaliste. Une fois
entre autres on m'en amena un,
qui n'ayant dit que deux mots
sur ma maladie, se mit à ra-
conter, je croy, tout ce qui se
passoit dans le monde, & ce qui
ne s'y passoit pas. Aprés avoir
long-temps souffert l'importu-
nité de son caquet, enfin ma
patience s'échappa, & je luy
donnay son congé. Comme il y
avoit des Dames dans la chambre, devant lesquelles je voulois épargner sa confusion, je
le fis avec ce mot de Plaute :

Abi, opera hîc conducta est
vestra non oratio.

Il se retira bien camus, & me
laissa pour fruit de sa visite un
mal de teste de trois jours, qui
redoubla fort ma fievre, & me
fit bien avoüer avec Petrarque,
Qu'un Medecin babillard est
une seconde maladie, & qu'il
faut l'éviter ny plus ny moins
qu'un assassin ou un empoison-
neur.

Doucement, repartit Sosandre, vous dites de bonnes choses, mais il faut démesler l'é-
quivoque. Comme un Mede-
cin est une personne publique,
engagée à frequenter les Dames, les gens de Cour, & les
Sçavans, aussi bien que ceux du
commun, je croy qu'on ne doit
pas le blasmer qu'il étudie l'entretien ; il en a besoin pour s'in-
sinuer agreablement, & pour
reduire avec adresse les esprits
rebelles

rebelles à la pratique des remedes qui leur sont necessaires.
Hyppocrate , quelque sage &
serré qu'il fust en ses discours,
desire dans un Medecin cette
eloquence raisonnable , mais je
ne puis souffrir, non plus que
luy ; un Medecin qui s'y donne
presque tout entier , & qui de
cet accessoire fait le principal.
Il faut mettre quelque difference entre un Docteur en Medecine, & un Medecin de thea-
tre , qui par la rapidité de ses
hableries arreste la populace
autour de soy. Car enfin ce
grand cacquet est, dit ce sage
maistre , le vray caractere du
charlatan. La Medecine est un
art effectif , qui laissant aux autres le vain appareil du langage, prouve son merite par les
seuls effets ; les guerisons doi-

T

vent parler pour elle ; & c'est la raison pour laquelle Virgile la nomme une science muette. J'avouë qu'elle est devenuë bien babillarde en beaucoup de Medecins, à qui si l'on avoit osté la causerie, il ne leur en resteroit plus que l'habit : sans cela on les prendroit seurement pour des femmes Medecins, aussi bien qu'en Egypte, tant ils imitent les actions, le soin des parures, l'affecterie, le caquet, le jeu, & les intrigues de plusieurs d'entre elles. Par cette ressemblance, ils croïent bien faire leur Cour auprés d'elles, & souvent ils y reüissent assez, pendant que les sçavans pourissent dans le cabinet.

L'éloquence & la charlatannerie, dit Cleante, sont encore plus necessaires aux Medecins

que vous ne penſez ; elles ſont
comme on dit , la ſixiéme &
la plus importante partie de la
Medecine; ſans elle ils ne peuvent pas aller loin : leurs be-
veües ſont ſi ordinaires , leurs
meurtres ſont ſi viſibles & ſi
frequens : il faut s'en défendre,
il faut bien en charger les aſſi-
ſtans , la nature , & le malade
meſme : comment en venir à
bout ſans l'adreſſe de l'éloquence ? ſouvent les parens ſont au
deſeſpoir ; un Medecin pour
mieux colorer les choſes , ne
doit il pas alors ſe jetter ſur la
morale , c'eſt bien le moins qu'il
conſole ceux que ſes meurtres
ont deſolez : ainſi vous jugez
bien , Soſandre, de quelle neceſſité eſt la fine éloquence en
nous les Medecins.

Je vois , répondit Soſandre,

où vous tendez , c'est tout de
bon que vous defirez réponfe
à cette calomnie , qui rend la
Medecine fi odieufe , & ruine
entierement fon utilité.

Prenez bien , luy repliqua
Cleante , s'il vous plaift , ma
penfée ; mes efforts ne vont
point à deftruire l'exiftence de
la Medecine , les raifons font
trop fortes pour elle : je croi
fincerement qu'elle fe trouve
parmy les hommes , & que c'eft
un art de guerir plufieurs maladies. On en voit tous les jour
les effets admirables. Sans elle
on languiroit fouvent dans la
douleur , mais par le fecours de
charitables Medecins , les hommes font délivrez prompte-
ment de toutes les incommoditez de la vie. C'eft pourquo
Socrate le plus fage des Payens

reſt d'avaler le poiſon auquel
eſtoit condamné, l'appelloit
n medicament, & conſultoit
omme ſon Medecin l'execu-
eur qui le luy preſentoit, ſur le
emps & la maniere qu'il le de-
oit prendre. Il n'eut pas plû-
ſt ſuivy ſon ordonnance, que
entant la mort s'approcher, en
econnoiſſance d'un ſi grand
ienfait de la Medecine, il de-
lara qu'il luy eſtoit redevable
'un ſacrifice, & dit en expi-
ant: *Nous devons un coq à Eſ-
ulape.* Par la meſme raiſon
on appelle la guerre la Mede-
ine de l'Eſtat, à cauſe qu'elle
onduit, comme cet art, une
nfinité de perſonnes à la mort.
Quand on veut mourir c'eſt
onc à Meſſieurs vos Docteurs
u'il faut s'adreſſer : ils ont le
ecret d'expedier les gens.

T iij

Ne penſez pas vous en moc-
quer, ajoûta Cariſte, c'eſt un des
beaux privilèges de la Medecine : *Le Medecin ſeul peut tuer
fort impunément.* Pour moy je
trouve que cet avantage rend
la Medecine le plus commode
de tous les arts , ſoit qu'on faſſe
bien , ſoit qu'on faſſe mal , on
eſt toûjours payé de meſme ſorte. La méchante beſogne , dit
Moliere , ne retombe jamais
ſur le dos des Medecins ; ils
taillent, comme il leur plaiſt, ſur
l'étoffe où ils travaillent. Un
Cordonnier ne ſçauroit gaſter un morceau de cuir , qu'il
n'en paye le dommage : mais
icy l'on peut gaſter un homme
ſans qu'il en couſte rien. Ce n'eſt
pas que j'y trouve rien à redire,
car aprés tout , il faut que les
choſes ſe faſſent dans les for-

ſoli Me
dico oc
cidere
ſumma
impuni
tas eſt
Plin. l.2.
prœ.

mes; & puisque venans au monde nous tombons entre les
mains des Sagefemmes , Chirurgiens & Medecins , il est
bien raisonnable que pour en
sortir nous ayons l'honneur de
passer par les mains de ces
Messieurs.

La raillerie, repondit Sosandre sçait donner un sens agreable à toutes les choses que
vous dites : si j'entreprenois de
leur rendre leur veritable tour ,
il y faudroit du temps. Le stile
plaisant donne aux pensées les
moins solides, une pointe qui
penetre aisement l'imagination, & embarasse souvent plus
que les grands raisonnemens.
Les personnes judicieuses en
découvrent bien tost la trom-
perie ; mais ils font beaucoup
d'impression sur l'esprit des sim-

ples : ils sont bien plus facilement entraisnez au mépris de la Medecine, par les satyres plaisantes dont les railleurs & les Comediens surprennent leurs yeux, que l'effort de la raison ne les ramene au respect qui luy est deu. Car enfin tous invincibles que les raisonnemens soient, ils tiennent toujours du serieux & du sublime, & par consequent ne s'insinuent pas si agreablement en l'esprit du peuple qui n'en sçauroit comprendre l'energie, & qui d'ailleurs est incomparablement plus tendre aux charmes d'une representation divertissante. L'action qui fait tout le jeu du theatre, jointe à la parole, trouve dans les yeux une entrée libre, pour penetrer bien plus avant dans le

n cœur, que la voix feule qui ne
frappe que l'oreille : c'eſt pourquoy il ne faut pas s'eſtonner ſi
dans ce ſiecle la comedie a tellement débauché ces eſprits
foibles, du reſpect de la Medecine, qu'ils ont cherché à rire, &
non pas à connoiſtre la verité.
Je connois que ce n'eſt pas
voſtre humeur, ſans cela je di-
rois, à vous entendre, que vous
auriez aujourd'huy le meſme
deſſein. Ce ſeroit vous faire
tort, je ſçay que la raillerie ne
tiendra jamais chez vous lieu
de raiſon : cependant vous dites que les Medecins font
mourir, cela peut arriver ſans
que la Medecine y contribuë,
au contraire elle défend l'homme autant qu'elle peut des
attaques de la mort. Tous ſes
deſſeins ne tendent qu'à la

fanté : fi les mauvais praticiens tombent dans ce malheur, c'eſt en s'écartant de ces regles : *mais*, comme dit Celſe, *il ne faut point attribuer à la doctrine les fautes des Docteurs.* Ainſi il ſe peut faire que les empirics & les ignorans contribuent ſou-vent à la mort des malades ; mais non pas les vrais & les ſçavans Medecins.

L'article, répondit Cleante, eſt delicat ; & voyant que vous le perdriez à l'égard des Medecins en general, vous voulez, Soſandre, entrer en compoſi-tion, vous abandonnez les igno-rans, & vous vous retranchez aux ſçavans Medecins. Il ne m'en reſte donc pas grand nombre à combattre : & cela ne meriteroit pas d'entrer en diſpute avec vous, ſi vous con-

Ne proti-
nus cri-
men artis
eſt, ſi
quod
profeſſo-
ris ſit.
Cir. Cel.
l. 2. c. 6.

veniez de ce tres petit nombre. Mais comme le calcul n'en eſt pas liquide, & que je doute encore qu'il y ait de veritables Medecins, je ſoutiens que ceux que vous appellez habiles, tuent auſſi bien, quoy qu'un peu plus doctement, que les autres.

La propoſition eſt un peu ſurprenante, repliqua, Soſandre, elle vaut bien un entretien ; la compagnie entendra demain chez vous nos raiſons de part & d'autre. A ce mot chacun ſe leva & finit la converſation.

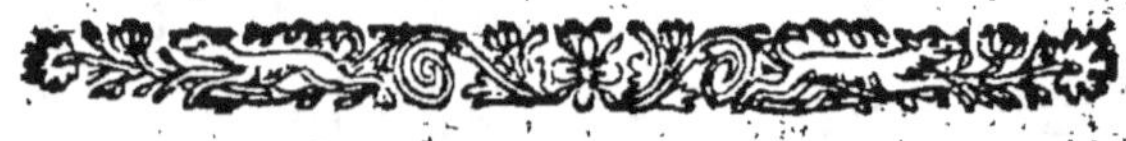

V I. ENTRETIEN.

L A compagnie s'e-
stant rencontrée
chez Cleante au
jour nommé, dés
que Sofandre ap-
perceut Cleante : hé bien, luy
dit-il, ne ferez-vous point justice à nos doctes Medecins :
les meflerez-vous toujours indifferemment avec les ignorans & les empirics.

Non, non, répondit Clean-
te, j'y ay refvé, je ne leur feray
pas cette injure ; comme ils
s'acquittent mieux de leur mé-
tier, ils meritent bien un autre rang : les ignorans recon-
nus tels, n'ayans pas grande
pratique, ne tuent prefque per-

sonne. Les Docteurs celebres
appellez de tous costez, laissent
par tout des marques sanglan-
tes de leur passage. *Il y a*, dit
*Petrarque, cette ressemblance
entre les fameux Medecins, &*
*les Generaux d'Armées, que ceux
qui ont tué davantage de monde, sont les plus estimez: on les
montre au doigt lorsqu'ils passent; voila, dit-on, cet ancien
& cet expert Medecin, il en a
veu beaucoup. Que veut dire
cela en bon françois? sinon que
par une longue routine, il s'est
endurcy le cœur à tuer plus effrontement & plus impitoyablement.
Je ne vois*, dit le mesme Auteur, *qu'une difference entre eux,
ces Capitaines tuent leurs ennemis, & les Medecins fameux
tuent à prix d'argent leurs amis,
& leurs parens mesmes.*

Petrar.
l. 5. rer.
senil. ep.
4.

Si quelques uns de ces Medecins, répondit Sosandre, que vous appellez fameux, font de si frequentes cheutes, ils ont bien la mine de ces charlatans, dont je parlois au dernier entretien, qui tout ignorants qu'ils font, passent pour habiles au jugement du peuple, qui devient aisément leur dupe. Ce Juge aveugle donne ordinairement son suffrage, non pas aux plus intelligens, mais à ceux qui à force d'intrigues & de cabales, font le plus grand bruit. Ces sortes de Medecins s'estant par ce moyen mis sur le pied de faire approuver tout ce qu'ils font bien ou mal, taillent & rognent comme bon leur semble. Plus ils courent de malades, plus ils emplissent leur bourse. C'est pourquoy n'employans pas plus de temps en leurs visites qu'il en faut pour tendre la main & recevoir le demy Loüis, ils en voyent en effet beaucoup, mais en guerissent fort peu: vous en étonnez-vous? *Un Medecin*, dit Seneque, *peut il guerir en courant?* Ces chasseurs attrapent beaucoup de gibier, mais ils tuent tout ce qu'ils voyent, ils envoyent, dit-on les malades en poste en l'autre monde. La pratique de la Medecine consiste dans le rapport de mille circonstances dont on ne peut faire un juste examen, si on n'apporte cette grande attention qu'Hyppocrate demande. Les anciens pour faire entendre cette verité, attribuerent à Esculape le coq & le serpent, qui sont les symboles de la vigilance

Quis Medicus ægros in transitu curat. Senec. ep. 5.

Crebro ægrū invise, diligentem considerationem adhibeas. Hipp. l. de Medic.

& de la prudence necessaire au Medecin. La multitude des malades dissipe son esprit & confond ses idées ; plus il est partagé, & moins il luy reste de loisir & de force, pour s'appliquer aux soins d'un chacun. *Il est aisé de concevoir*, dit fort bien Celse, *qu'un Medecin ne peut pas traiter comme il faut une grande quantité de personnes, & que celuy-là seul est bon Medecin qui ne s'éloigne guere de son malade; mais comme ceux qui n'envisagent que le gain, font mieux leurs affaires dans le grand nombre, ils se font une pratique superficielle, qui ne demande pas beaucoup de soins.* Ceux qui suivent une si detestable methode s'écartent du vray chemin de la Medecine. Ils pourront tuer tant de monde, qu'on leur permettra, fans que je m'intereffe à leur défenfe.

Ce que j'ay dit, repartit Cleante, des fameux Mede-cins convient à ceux que vous eftimez les plus habiles, & dont vous avez fait le portrait ; Je pretens qu'ils en tuent davan-tage que les autres.

Les plus honneftes parmy nous, repliqua Sofandre, font le fujet ordinaire de la calom-nie. Ils tuent tous les malades qu'ils ne peuvent retirer de la mort, ce n'eft pas affez que fuivant leur art, ils appliquent les remedes propres au mal, il faut qu'ils le gueriffent de plein droit. Un Medecin fera un Dieu, ou ce ne fera qu'un igno-rant: point de milieu. Comme fi le devoir du Medecin eftoit de guerir abfolument.

V

Qui font, reprit auffi-toft Cleante, les indifcrets qui difent cela? ces gens font plaifans de vouloir des chofes fi ridicules. Vous n'eftes point, Sofandre, auprés des malades pour les guerir : ce n'eft point là voftre fait, vous n'y eftes que pour recevoir de l'argent, & leur ordonner des remedes à telle fin que de raifon.

Je vous entens, Cleante, répliqua Sofandre, nous devons toujours guerir : je me trompois, & Ariftote a tort de dire *que comme le Rhetoricien n'eft pas obligé de perfuader, mais de dire les chofes propres à perfuader, qu'il en eft de mefme de tous les arts; que le devoir du Medecin n'eft point de guerir, mais de faire ce qui eft poffible; & qu'il peut traitter fort bien ceux*

Perfuadere rhetoris munus non eft , fed dicere appofita ad perfuadendum : quemadmodum etiam in aliis artibus omnibus : neque enim medicinæ

à qui il il ne peut rendre la santé. A l'égard des autres hommes ils meritent grace. *Un
Avocat*, dit Seneque, *qui aprés
avoir eloquemment défendu la
cause d'un accusé, vient à la perdre, ne peut estre taxé d'ignorance, parcequ'il na pas tenu à
luy qu'il n'eust une meilleure cause & qu'il ne la gaignast.* Un
soldat qui soustenant en brave
l'effort d'un bataillon succombe
sous une grande multitude
d'ennemis, reçoit plus de gloire,
que s'il estoit demeuré victo-
rieux par la défaite d'un seul ;
& les Medecins, qui dans une
maladie mortelle, ont appliqué tous leurs soins imaginables
à la guerir, & n'en ont pû venir à bout, sont des ignorans
& des homicides : ils ont tort,
& je m'estonne comme les Ma-

V ij

est sa-
num fa-
cere, sed
quo us-
que fieri
potest
eos per-
ducere.
Licet e-
nim eos
qui non
possunt
recupera-
re sanita-
tem ta-
men cu-
rare be-
ne.
Arist.
Rheto. c.
10.
Etiam
damnato
reo ora-
tori con-
stat elo-
quentiæ
officium
si omni
arte usus
est.
Senec. l.
7. de be-
nef. c. 13.

giftrats n'ont point encore condamné les Medecins à guerir
tous les malades de quelque
qualité & condition qu'ils
foient. La neceffité eft preffante, & les juges n'en peuvent
pas ignorer : les plaintes font
continuelles, il ne meurt pas
un malade que fes parens, ou
fes amis n'en accufent le Medecin : l'un dit que le mort a efté
faigné exceffivement, l'autre
qu'on l'a fait trop jeuner, celuy-cy accufera la violence des
purgatifs, cet autre le contre-
temps des remedes, enfin comme on dit vulgairement *la mort
n'eft jamais en faute*, le Medecin eft coupable de tous les
maux qu'elle fait ; & vous ver-
riez que s'il n'y avoit point de
Medecins au monde, il ne mouroit jamais perfonne. Pour pu-

nir des criminels si bien convaincus , on passe souvent à des violences aussi justes que les accusations. Alexandre le Grand dans le déplaisir extréme qu'il ressentit de la mort d'un de ses favoris, fit brusler le Temple d'Esculape : la femme de Gontran sœur du Roy Chilperic , se voyant frappée de la peste , engagea sans raison son mary à faire mourir les Medecins qui l'avoient traittée : Louis XI. maltraitta ceux , qui dans une défaillance , l'éloignerent par force des fenestres de sa chambre , pour le faire revenir de sa foiblesse ; & il punit le Medecin de Charles VII. son pere , à cause que suivant les regles de son art, il avoit contraint le Roy malade à manger. Ces chastimens estoient du moins auſſi raiſonnables , que les mépris & les calomnies dont les particuliers pretendent les punir.

On a grand tort , répondit Cleante , de choquer l'impuni- té que les Medecins ſe ſont po- litiquement établi , pour ſeu- reté de leurs meurtres. Ces gens-là n'avoient pas leu Pline , & ne ſçavoient pas que le Me- decin ſeul , de tous les hommes , doit eſtre remercié des fautes qu'il a fait. Il eſt vray que ſelon vous , il n'en échappe jamais au- cune dans les maladies à ces ha- biles Medecins , tout leur reuſſit comme ils l'ont projetté. La Medecine a bien changé de fa- ce depuis deux ou trois jours. Elle eſtoit alors conjecturale , & à preſent elle eſt infaillible.

Au contraire , dit Soſandre,

c'est à cause qu'elle n'est pas infaillible que les sçavans Medecins ne font point les fautes ordinaires dont vous les accusez.
J'avouë que dans les maladies,
il peut survenir des accidens
contre la prevoyance des plus
habiles, mais ce ne sont pas
des fautes à leur égard, s'ils
ont suivy les regles de la Medecine. *Un Medecin*, dit Seneque, *s'est acquitté de son devoir, quand il a fait tout ce que
l'art luy peut inspirer, pour rendre la santé à son malade.* Le
sujet sur lequel la Medecine
s'occupe est si caduc & si bigear-
re, les ressorts en sont si myste-
rieux, qu'il est impossible au
plus sçavant des hommes de
reüssir toujours dans ses mesu-
res. La Nature contre ses loix
ordinaires vient souvent rom-

Medicus si omnia fecit ut sanaret, peregit partes suas. Senec. l. 7. de ben.

pre toutes celles qu'un Medecin a tres-fagement prifes. On
ne s'enquefte point de cela, on
ne compte pas mefme les fautes de ceux qui gardent les
malades, les beveuës du Chirurgien, les *qui pro quo* de l'Apotiquaire, la defobeïffance & l'in-
temperance des malades : le
Medecin répond de tout. Il faut
mefme qu'il foit caution des ordres du Ciel, qui prononce
fouvent en punition de nos crimes, des Arrefts irrevocables
de mort. S'il y a des maladies
naturelles, il en eft auffi, comme nous avons dit, de furna-
turelles, que Dieu envoye exprés pour chaftier les hommes,
éprouver leurs patiences, ou
pour faire éclatter fa gloire.
Hyppocrate dans fon paganifme, a confeffé qu'en certains
maladies

maladies il y avoit *quelque chose* de divin. Nous lisons au livre de Job, que le demon frappa ce saint homme d'un ulcere tres-malin. David pour le châtiment de sa vanité fut avec son peuple affligé d'une furieuse peste. Le Roy Joram, pour ses impietez, fut puny d'un flux de ventre incurable, qui le mit au tombeau. Alcimus qui se disposoit à ruiner Jerusalem, fut atteint d'une paralysie universelle, qui le conduisit à une mort tres douloureuse. Antiochus ressentit les coups de la main de Dieu dans une playe secrette & incurable. Giezi en punition de son avarice fut couvert de lepre. Le Fils de Dieu nous enseigne qu'il voulut permettre la mort de Lazare, afin de faire paroistre en sa resurre-

Iob 2.

2. Reg. c. 24.

2. Paral. 2.

1. Mach. 9.

2. Mach. 9.

4. Reg. 5.

Ioan. 11. v. 4.

X

étion le pouvoir qu'il avoit sur la mort. Dans toutes ces maladies , & dans une infinité d'autres, qui arrivent tous les jours par les ordres secrets de la Providence , le Medecin ne peut pas guerir , comme nous l'avons prouvé au premier entretien par l'exemple du Roy Asa , & comme il paroist par les exemples de ces maladies, que l'Ecriture sainte nomme incurables: *Il n'est point de prudence ny de conseil qui puisse s'opposer à Dieu.* Que doit-il donc faire lors qu'il voit tous ses remedes sans effet , autre chose que de suivre les ordres immuables de Dieu , & d'adorer sa Providence ?

A peine Sosandre achevoit ces paroles , que Cariste luy vouut repliquer: Mais Cleante

retenant Carifte de la main : attendez, luy dit-il, jufqu'au bout,
vous allez bien-toft voir que
l'eloquence de Sofandre nous
prouvera par l'Ecriture, qu'un
Medecin eft obligé de tuer un
homme.

Le Ciel & la Nature, reprit
Carifte, eft l'azile commun des
Medecins un peu preffez.
Quand les malades gueriffent,
ils ne vont point chercher ny
l'un ny l'autre : mais s'il y a quelque beveuë à couvrir, ils les fçavent trouver à propos. Si le mal
s'adoucit, c'eft, difent-ils un
effet vifible du remede ; s'il empire, c'eft la nature du mal, qui
fans leur fecours feroit devenu
plus grand. *Ils n'ont garde*, dit
Montaigne, *de faire mal leurs
affaires, puifque le dommage leur
tourne à profit.* Mais ce qui eft

encore plus étrange le Medecin tuë, & coupable qu'il eſt du
meurtre, il s'en conſtituë l'ac-
cuſateur contre le malade, la
Nature & le Ciel meſme. *Enfin*
le malade qui meurt, dit Petrarque, *eſt toujours le coupable, &*
pas un ne réchappe, que le Me-
decin ne s'en attribuë la gloire.
Nous ne pretendons pas qu'ils
doivent guerir malgré le Ciel
& la Nature. On ſçait qu'ils ne
peuvent rien aux maladies ſur-
naturelles : Les hiſtoires que
vous avez rapportées de l'E-
criture ſont curieuſes, & je veux
vous en citer une à mon tour:
c'eſt celle de la femme malade
du flux de ſang, qui pendant
douze années fut tourmentée
par divers Medecins, leſquels
empirerent ſon mal en épuiſant
ſa bourſe. Je n'ajoûte rien aux

Nemo fi-
ne gravi
ſt a culpa
meritur
nemo fi-
ne Medi-
ci magna
laude ſa-
natur.
Petrar. l.
12. rerum
ſenil. ep.
2.

termes de l'Evangile, en voicy
le texte latin. *Mulier quæ erat* Marci 5.
in profluvio sanguinis annis duo-
decim, & fuerat multa perpes-
sa à compluribus Medicis : & ero-
gaverat omnia sua nec quid-
quam profecerat, sed magis de-
terius habebat. Si les Medecins
empirent quelquefois les maladies, comme asseure l'Evangile, quel inconvenient y a-t-il à
dire qu'ils font aussi quelquefois
mourir à force de les empirer ?

Que sçavez-vous, répondit
Sosandre, si le Fils de Dieu ne
rendit point cette maladie re-
belle à tous les remedes des
Medecins, comme celle de Lazare, afin que la guerison qu'il en
devoit faire en parust plus mi-
raculeuse, ou si la multitude &
l'ignorance des Medecins qui
a virent n'empirerent point

X iij

son mal : vous sçavez que nous ne parlons point icy de ces ignorans. Mais afin de ne point entrer dans cette discussion, j'avouë qu'il est de certains corps si mal disposez , des maladies si bizarres, que les remedes ordonnez par les plus habiles Medecins peuvent quelquefois empirer , & mesme faire mourir un malade, pensez-vous que pour cela la Medecine doive estre condamnée & bannie comme une meurtriere?

Bon. Qui dit cela? répondit Cariste , il la faut couronner pour ces beaux exploits. C'est icy que l'eloquence va joüer son rôle.

La raison y suffit , repartit Sosandre , si vous pretendez à ce sujet qu'on doive condamner les Medecins , vous ren-

verfez tout ce qui eft de bon
fens , & d'ufage receu parmy
les hommes. Ce prudent Medecin pour un malade , dont
malgré toutes fes precautions,
il aura avancé les jours , en aura
peut-eftre guery deux mille
autres. Où eft la juftice de le
blafmer d'un accident, duquel
avec toute fa capacité & la di-
ligence requife , il n'a pû fe
parer? luy, dis-je, qui par tant
de biens qu'il a faits ailleurs ,
recompenfe abondamment ces
petites pertes inevitabl[es]. Le
docte Celfe s'occupoit l'efprit
d'une femblable penfée, lorf-
qu'il difoit fi judicieufement : *les chofes qu'on a inventées à deffein de guerir, empirent quelquefois les maladies. La foibleffe de l'efprit humain , qui travaille fur tant de corps diffe-*

Quæ me-
dendi
caufa re-
perta fūr,
in rejus
nonnum-
quam
conver-
tuntur,
neque id

Evitare humana imbecillitas in tanta varietate corporũ potest : sed est tamen medicinæ fides quæ multo sæpius perque mult plures ægros prodest. *Cornel. celf. l. 2. c. 6.*

Vehemēter hunc Medicũ laudarim qui parũ peccet. *Hipp. de art.*

Galen. in 3. prog. tex. 41.

rens, ne sçauroit éviter ces tristes revers ; cela ne doit pourtant pas ruiner en nos esprits le credit de la Médecine, qui cause incomparablement plus de biens, & soulage beaucoup plus de malades, qu'elle n'en incommode. Un pareil sentiment fit avouër autrefois à Hippocrate *qu'un Medecin qui ne faisoit que peu de fautes, devoit estre loüé, comme tres-habile en sa profession :* & Galien à ce sujet nous dit *que comme c'est un avantage au dessus de la foiblesse humaine de ne manquer jamais, le privilege du sçavant artiste est de faillir tres-rarement :* en effet, Cariste, dans l'ordre où le monde est conduit, prend-on les choses d'un autre sens ? Je vois un marchand, qui aprés avoir achevé mille navigations,

vient à faire un triste naufrage
qui le ruine, lorſqu'il penſoit
s'enrichir, concluray-je que le
commerce eſt pernicieux aux
hommes, & qu'il doit eſtre défendu? un General qui par ſa
valeur a défendu ſouvent ſa
Patrie, & agrandy par ſes con-
queſtes l'Empire de ſon Prince,
ſurpris d'un revers de fortune,
vient à perdre une bataille, doit-
il, pour ce mauvais ſuccez, eſtre
puni comme un criminel d'E-
tat? un Juge qui a fait voir ſon
integrité en mille affaires, eſt
quelquefois ſurpris par une de-
poſition de temoins bien con-
certez, ou par la ſubtilité des
Avocats, & penſant chaſtier
juſtement un criminel, il envoye
à la mort un innocent, dois-je
ſur cette erreur condamner la
juriſprudence comme une

meurtriere ? faudra-il pour cela exterminer les Juges , chasser les Avocats ? si l'on agissoit de la sorte , il y auroit, Cariste , bien des gens reduits au petit pied.

Toutes ces instances , dit Cariste , sont fort à propos, pourveu que le nombre de ceux que les Medecins guerissent, excedast en la proportion que vous dites la quantité de ceux qu'ils tuent : mais nous sommes bien esloignez de compte ; pour un qui malgré le poison de leurs drogues , réchappera par hasard , ils en font mourir des centaines , je sçay que.....

Hé mon Dieu, l'interrompit Cleante , qu'allez-vous objecter à Sofandre, ne voyez-vous pas que ces grands carnages font la gloire des Medecins ? c'est la dessus que Petrarque asseure que ces fameux docteurs meri- *Rerum senil. l. 5 ep. 4.* tent bien la gloire du triomphe, pour avoir mis au nombre des morts plus de milliers d'hommes, qu'un General d'Armée chez les Romains n'en devoit avoir defait pour estre digne de ce grand honneur.

Cela ne couste rien à dire, repliqua Sosandre, je peux à mesme frais soustenir le contraire, qui de nous aura raison ?

Les choses de notorieté publique, dit Cleante, n'ont pas besoin de preuve : la raison est inutile où l'experience fait foy. Pourquoy voyons-nous mourir tant de jeunes gens entre les mains des Medecins : à qui en imputer la cause ? sinon à leurs remedes ; lesquels, selon la pensée de vostre Galien mesme,

ont tous quelque qualité mali-
gne qui ruine la Nature. C'est
pourquoy il n'y a pas lieu de
s'estonner si l'on dit que la Medecine est plustost un art d'em-
poisonner, que de guerir ; &
que le Medecin est plus dangereux au malade que la maladie mesme. Ceux qui exercent
ce bel art, sont contraires en
toutes choses, & ne conviennent qu'en ce point seul, qu'ils
tuent tous également, quoyque
d'une maniere differente : l'un
d'un naturel bouillant & temeraire, eprouve effrontement
toutes sortes de remedes aux
despens de qui il appartiendra :
un autre plus froid & plus me-
lancolique, s'attache à la pratique ordinaire, il feroit plustost
perir tout le genre humain, que
d'en omettre la moindre for-

malité, & il s'imagine que les ftatuts de fes Anciens font preferables à toutes les loix de la Nature & de la raifon : l'un répandant cruellement le fang des malades , leur fait fortir l'ame par les veines : un autre avec l'antimoine, que peu d'année auparavant il avoit mis au rang des poifons , leur vient arracher la vie dans des efforts & des convulfions effroyables.

Le Medecin a il mis fon patient aux abois ; pour juftifier fes beveuës , il demande confultation. On appelle les plus fameux à la ceremonie ; & pendant que le pauvre malade eft à deux doigts de la mort, on fait des difcours à perte de veüe, où on étale Hyppocrate & Galien : les jeunes pour agréer à leurs anciens opinent

du bonnet, les autres, par eſprit d'animoſité & d'envie con-
trediſent à tout. La diſpute s'é-
chauffe, & ſouvent du Grec
& du Latin, ils en viennent, en
bon François, à la criaillerie &
aux coups : le malade cependant pourroit bien en eſtre ſou-
lagé, s'il eſtoit en eſtat de rire,
mais comme la douleur l'en empeſche, il devient le joüet de
leurs differentes paſſions. C'eſt
pourquoy un ancien voyant
pluſieurs Medecins aſſemblez
en conſultation autour d'un malade, *Que de vautours*, s'écria-
t-il, *auprés d'un miſerable ca-
davre.* Calomnie, direz-vous,
hé bien n'en croyez que ceux
de voſtre profeſſion. L'Empereur Maximilien eſtant malade
manda ſeparément pluſieurs
Medecins, pluſtoſt pour s'en

divertir, qu'à deſſein de profiter de leurs conſeils. A meſure
que chacun d'eux approchoit
de ſon lit, il leur demandoit :
Combien, ſans dire autre choſe.
Beaucoup de ces Docteurs
n'entendoient pas ce que l'Empereur leur vouloit dire, ils
demeuroient muets , & on
les faiſoit ſortir auſſi-toſt ,
comme incapables de le traiter.
Il y en eut un plus ancien &
plus aviſé que les autres, à qui
Maximilien ayant fait la meſme demande *Combien* , il com-
prit qu'il l'interrogeoit du nombre de ceux qu'il avoit envoyez
au Cimetiere; c'eſt pourquoy
empoignant auſſi-toſt la grande
barbe qu'il portoit, il répondit,
Autant. Ce Prince jugea celuy-
cy le plus ſpirituel : s'il n'eſtoit
plus ſçavant, au moins eſtoit-il

plus sincere que les autres.

Tout de bon, Cleante, répondit Sosandre, vous m'avez fait peur? J'attendois une preuve qui nous alloit convaincre de tous les homicides que vous nous attribuez, mais je vois bien qu'au lieu de nous affliger de la sorte, vous n'avez envie que de vous divertir par ces jolies rencontres, elles sont bien imaginées. Puis donc que vous ne pouvez prouver nettement que les Medecins tuent incomparablement plus de gens, qu'ils n'en guerissent, j'espere au contraire vous faire avoüer qu'ils en guerissent beaucoup davantage qu'il n'en meurt entre leurs mains.

Comment, repondit brusquement Cleante, je deviendrois pluftoft Medecin, que de l'accorder;

l'accorder ; elle est du dernier insoustenable.

Vous le croyez ? luy dit Sofandre. Afin donc de vous en convaincre, prenez s'il vous plaist la peine d'entrer dans les Hospitaux de cette grande ville. Comptez le nombre de ceux qui y sont alittez, observez en suitte la quantité de ceux qui recouvrent leur santé, aussi-bien que de ceux qui meurent : & je soustiens que hors les temps de contagion, pour un qui decedera, il en guerira du moins quinze ou vingt. Si vous faites encore la mesme observation dans les autres lieux, vous reconnoistrez qu'il en meurt encore moins à proportion dans les Charitez des Paroisses ; beaucoup moins encore dans les Communautez bien

foignées , & dans les maifons
des particuliers, qu'en ces Hof-
pitaux. La raifon de cela, eft
qu'en ces lieux publics l'air y eft
corrompu, le foin des malades n'eft pas fi exact, & que
les perfonnes languiffantes ne
s'y font porter que quand la
mifere qui les y reduit, a
rendu la maladie prefque incurable.

Ces obfervations, dit Cleante, feroient curieufes, elles ne
me font jamais venuës dans l'efprit ; & jufqu'à ce que j'aye
compté par mes doigts je n'en
fçaurois rien dire d'affeuré. Je
le nie toujours par provifion.

Comme Sofandre vit qu'ils
nioient une chofe fi certaine, il
feignit de changer de difcours:
mais pour les en convaincre par
des reflexions fenfibles, il leur

represénta les frequentes maladies dont eux-mesmes, ceux
de leur connoissance, & les autres hommes estoient d'ordinaire attaquez, & leur fit
avouër insensiblement, que peu
de personnes mouroient de
leur premiere maladie, qu'à
l'âge de quarante ans, les uns
pouvant avoir eu dix ou douze
maladies, les autres six ou sept,
les autres deux ou trois, & quelques-uns encore moins, il estoit
tres-raisonnable de croire, que
suivant cette proportion, si l'on
vouloit partager également à
un chacun ces maladies, on
trouveroit que chaque personne à l'âge de quarante ans en
auroit au moins souffert deux
ou trois. Estant donc demeurez
d'accord de cette verité, il en
tira la preuve suivante.

Y ij

Chacun des hommes, dit-il, se servant des remedes ordinaires réchappe deux ou trois fois de maladies, chacun des hommes se servant des mesmes remedes ne meurt qu'une fois. Donc de ceux qui se servent des remedes, il en réchappe beaucoup plus qu'il n'en meurt. L'argument conclu ce me semble. Cela posé., il est aisé de prouver que les Medecins avec leurs remedes ne font point mourir le grand nombre de personnes que vous dites ; car afin que cette accusation fust veritable, il faudroit, ou que tous ceux qui se servent de ces remedes mourussent, ou du moins la plus grande partie : il arrive au contraire, comme je viens de prouver, que de ces malades il en réchappe beau-

coup plus qu'il n'en meurt. Il est
donc conſtant que les remedes
ordonnez par les Medecins ne
font point ordinairement mourir.

La premiere propoſition de
cet argument eſt auſſi indubitable que la ſeconde: Car de ceux
qui expirent, on ne peut ſerieu-
ſement nier qu'il n'en meure
déja un tres-grand nombre de
leur mort naturelle, ſans que
les Medecins y contribuent, &
une grande quantité d'autres
d'une mort violente ou ſubite,
ſans avoir le loiſir d'appeller les
Medecins , qui les ont autrefois retirez de quelques maladies.

D'ailleurs ſi, de ces malades
il n'en mouroit que la moindre
partie, le plus grand nombre qui
échapperoit , ſeroit toujours

un grand fruit de la Medecine :
& cette perte peu confiderable
devroit eftre imputée à l'abus
que les ignorans feroient de
cet art, qui pourroit eftre cor-
rigé par le foin & l'étude. Ainfi
ce feroit toujours reconnoiftre
fa realité & fon utilité.

La force de cette preuve,
continua Sofandre, me femble
evidente, mais elle paroiftroit
encore mieux en fon jour, fi par-
mi ceux qui s'ingerent de folli-
citer les malades, fi ne fe trouvoit que de bons Medecins, parce que tous eftant alors gou-
vernez fuivant la bonne meto-
de, on en gueriroit encore un
bien plus grand nombre. Mais
on voit en ce fiecle beaucoup de
Medecins ignorans de toutes
qualitez, de tous fexes, de tous
meftiers, qui ne font leurs li-

cences & leurs études qu'à force de meurtres.

A entendre parler les Medecins, repartit Cleante, ils ont
toujours raison. *Ils font de la
langue des guerisons merveilleu-
ses : mais, dit Petrarque, ils
tuent en effet, de sorte que dans
les discours & dans leurs actions
ce sont deux sortes de personnes
toutes differentes.* Qui peut connoistre au vray le nombre des
malades gueris, & de ceux qui
font morts ? Les Medecins font
adroits & déguisez en cette matiere. Font-ils la moindre cure ?
elle est aussi-tost publiée par
tout. Ont-ils fait mourir ? les
défunts ne paroissans plus, on
perd bien tost la memoire de
leurs meurtres, *La Fortune est
pour eux,* disoit Nicocles, *le Soleil éclaire leurs guerisons, & la*

Verbis
curant re-
bus in-
terimūt,
ut in a-
ctu pror-
sus alii
videan-
tur, ab iis
qui visi
faciant in
sermone.
*Petr. rerū
senil. l 12.
ep. 2.*

terre couvre leurs fautes. C'est pourquoy Socrate voyant un Peintre ignorant qui s'estoit fait Medecin, dit qu'il avoit usé finement, d'avoir quitté un art qui exposoit ses fautes aux yeux de tous, pour en embrasser un qui les cacheroit dessous terre. Ne nous asseurons donc point à leurs discours : *Les Medecins seuls peuvent mentir en seureté de conscience* ; toutes leurs raisons sont trompeuses, & ne doivent pas nous détourner de la verité que nous avons devant nos yeux. *Hé quoy*, dit Petrarque à ce sujet, *si quelque adroit Sophiste me prouvoit par ses raisons captieuses que j'ay des cornes à la teste, pensez-vous qu'elles eussent assez de forces sur mon esprit pour me faire douter si la chose n'est point, & me*

Plato. l. 3. de regno.

Petr. l. 15. rer senil. ep. 3.

me faire porter la main à mon front. J'en crois l'experience, non pas les paroles. La remarque n'en est pas nouvelle, elle est de tous les siecles. Caton le plus sage des Romains s'en plaignit autrefois écrivant à son fils : Ces cruels entre eux ont fait serment de nous tuer tous avec leur Medecine; & afin que la confiance que nous avons en leurs secours nous perde plus aisément, ils exigent des salaires pour le soin qu'ils ont de nous faire mourir. Pline dit que les Medecins de son temps ne se rendoient fameux, qu'à force d'homicides. C'est pourquoy aprés avoir crié contre les ennemis du genre humain, il nous apprend que Rome fut plus de six cens ans sans en recevoir aucun; & que peu aprés les avoir

Jurarunt inter se barbaros necare omnes medicina, sed hoc ipsū mercede faciunt ut fides iis sit & facilę disperdant. *Plin. lib. 29. proœ.* Experimenta per mortes agūt. *Ibid.*

Z

admis, voyant les cruautez, &
les meurtres dont ils dépeu-
ploient la ville, elle les chassa
honteusement. Depuis ce siecle les auteurs de temps en
temps ont écrit contre eux. Petrarque & Montaigne, ont em-
ployé la force de leur style à
découvrir leur ignorance. Et
dans ce dernier siecle n'avons
nous pas veu un Poëte fameux
qui a revelé leurs tromperies &
leurs homicides ? Tous les peuples ont écouté ces critiques
zelez, & pas un ne s'est opposé
à leur censure. Ce consente-
ment universel n'est-il pas une
grande marque de verité ?

Sans doute, répondit So-
fandre, on a tort de n'avoir
rien dit, il y faut répondre une
fois, & vous prouver que les
Medecins n'ont point esté chas-

...fez de Rome, qu'ils n'en ont
...point esté absens pendant six
...cens années, & que tous ces
...auteurs dont vous parlez n'ont
...rien dit qui puisse seulement
...effleurer la Medecine.

Bon Dieu, où allez-vous, s'é-
...cria Cariste, cela est-il imagi-
...nable?

Vous en étonnez-vous, luy
...dit Cleante, Sosandre vous a
...bien prouvé que les Medecins
...ne tuent pas, aprés cela je
...tiens son eloquence capable de
...tout.

J'espere, repliqua Sosandre,
...vous justifier ce que je dis d'une
...maniere irreprochable, par ces
...auteurs-là mesme qui se font
...declarez nos plus grands enne-
...mis. Si j'en viens à bout, qu'au-
...rez-vous à dire?

Je seray dit, Cleante, con-

tent, je vous jure, je vous y at-
tens au premier entretien ; il
eſt trop tard pour commen-
cer une ſi belle entrepriſe. Nous
irons demain chez vous y examiner tous ces auteurs. Ces
mots finirent la diſpute , &
chacun ſe retira.

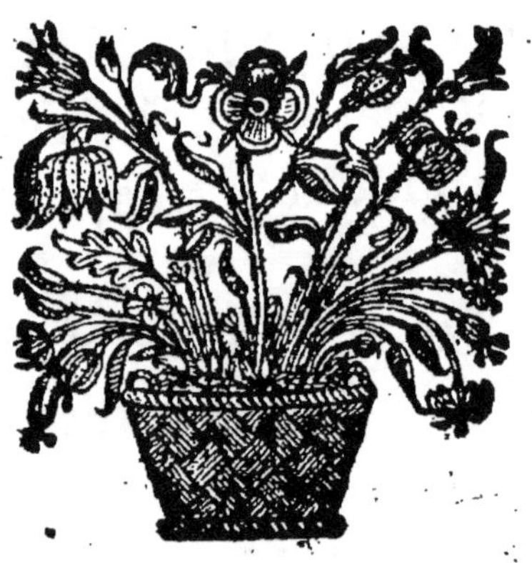

VII. ENTRETIEN.

CLEANTE fut le plus diligent à se rendre chez Sosandre à l'heure prise ; il le trouva occupé à feuïlletter les auteurs qui ont écrit contre la Medecine. Si-tost que Cariste fut arrivé : C'est aujourd'huy, luy dit Cleante, qu'on va rétablir entierement l'honneur des Medecins. Tous nos anciens ont creu qu'ils avoient esté chassez de Rome, chacun l'a dit jusqu'à present : mais il y a bien des gens trompez. Sosandre nous va faire connoistre, par tous ces gros livres que vous voyez, qu'il n'est rien de plus faux. Pline, Petrarque, Mon-

taigne, Moliere, & les autres,
depuis qu'ils sont morts, ne
sont plus ennemis de la Medecine ; ils ont fait la paix avec elle, en consideration du grand
nombre d'honnestes gens, qu'-
elle leur envoye pour leur tenir compagnie en l'autre monde. La Preface du 29. livre de
Pline n'est plus, comme l'on
pensoit, une satyre sanglante
contre cet art ; par le moyen
d'une explication benigne on
vous y va faire lire son panegy-
rique complet.

Le mépris de la Medecine,
répondit Sosandre, que vous
attribuez à Pline, n'est pas fort
à sa gloire. Toute sa vie il s'en
fit une étude particuliere. Tous
ses ouvrages, & le livre mesme
que vous citez, ne sont formez
que des recherches curieuses

sur les vertus medicinales de tous les corps naturels. C'est l'effet d'un jugement rare, d'occuper ses jours à une science qu'on croit digne d'estre exterminée ? & c'est un secret de donner grand credit à des livres qu'on écrit sur ces matieres, que de publier qu'elle a esté condamnée & chassée honteusement ? Je ne pense pas que personne veüille prendre des sentimens si bas d'un si excellent homme. On auroit de la peine à les accorder avec les témoignages d'estime qu'il rend à la Medecine en la mesme Preface que vous alleguez. *Il n'est point d'art*, dit-il, *plus sujet au changement, cependant il n'en est point de plus utile.* Aussi ne trouvera-t-on jamais écrit dans ses livres, qu'elle ait esté

Nulla ars sæpius mutatur cum sit fructuosior nulla. Plin. lib. 25. proœm.

Z iiij

chaſſée de Rome.

Que veulent donc dire, repliqua Cleante, ces mots de Pline: *Le peuple Romain qui ne tarda pas de recevoir les autres arts, témoigna de l'empreſſement pour la Medecine, juſqu'à ce qu'en ayãt fait épreuve, il la condamna.*

Ils ne ſignifient pas, répondit Sofandre, que les Medecins ayent eſté chaſſez : mais ſeulement que les Romains blâmerent & prirent en averſion la pratique d'une Chirurgie cruelle, qu'Archagathus & quelques Medecins venus de Peloponneſe, exercerent à Rome tranchant & brûlant les malades, ſans aucune diſcretion. Je ne veux que le texte de Pline pour juſtifier ce que je dis. Car immediatement aprés les mots que vous venez de rap-

Populus Romanus neq; in accipiendis artibus lentus, Medicina vero etiam avidus, donec experiam dânavit. *Ibid.*

porter, il écrit qu'Archagathus estant venu à Rome, il fut
honoré des privileges des Se-
nateurs; que la Ville luy ache-
ta une maison, afin d'avoir le
moyen d'exercer publique-
ment son art; & en suite il a-
joûte, que cet Archagatus fut
premierement nommé Chirurgien, que son arrivée à Rome
remplit de joye toute la Ville,&
que peu aprés sa cruelle methode luy changea le nom de Chirurgien en celuy de bourreau,
& l'estime que les Romains
avoient de la Medecine, en une
aversion mortelle contre tous
les Medecins. Il faut vous rapporter ses propres termes. *On
dit qu'il fut appellé Chirurgien,
qu'il fut receu à Rome avec une
joye extraordinaire; & que peu
de temps aprés sa cruauté à cou-* Vulnera-
rium eū
tradunt
fuisse
vocatum,
mireque
gratum
adventū

ejus, mox à sævitia secandi urendiq; transisse nomen in carnificem, & in tædiū artem omnesq; Medicos. Ibid.

per & brusler les malades changea ce nom en celuy de bourreau, & rendit odieuse la Medecine, & tous les Medecins. Caton qui estoit extrémement passionné pour le bien de sa patrie, à l'occasion de cette cruelle ignorance, conceut une excessive haine contre tous les autres Medecins Grecs, qui estoient arrivez à Rome avec Archagathus. Il se défioit de ces étrangers, qui regardoient les Romains comme des Barbares leurs ennemis; c'est pourquoy il écrivit à son fils les paroles que vous rapportastes au dernier jour : *Ils ont juré entre eux de tuer tous les barbares par le moyen de leur Medecine.* Mais l'aversion que Caton & les autres Romains prirent contre Archagathus, n'interessa jamais l'estime qu'ils gar-

derent poùr l'art de la Medecine. La preuve en est au mefme lieu de Pline qu'on nous op-
pofe. Car aprés les textes que
je viens de citer contre l'inhu-
manité de ces Chirurgiens-me-
decins, cet auteur voyant bien
qu'on en pouvoit prendre oc-
cafion de mépris contre une
fcience falutaire, il s'en fait à
luy-mefme la difficulté. *Croi-*
rons-nous , dit-il , *que nos peres*
ayent condamné une chofe tres-
falutaire? & il y répond auffi-
toft : *Non , en verité. Ils ne con-*
damnoient pas la fcience en foy ,
mais la maniere de l'exercer.
L'on voit nettement par ces
mots, que les Romains ne blâmerent pas la Medecine tres-
utile en foy, mais la cruelle pratique des Chirurgiens , dont
nous avons parlé. Et bien loin

Damna-
tam rem
utiliffi-
mam cre-
dimus?
Minimè
hercule.
non rem
antiqui
damna-
bant fed
artem.
Ibid.

de chasser les Medecins, Pline toujours au mesme endroit, observe, *que le peuple Romain, chassant ensuite les Grecs de toute l'Italie, en exceptèrent nommément les Medecins ausquels ils permirent en privilege de rester dans leurs villes.* Et Suetone recite que sous l'Empire d'Auguste, ce Prince voyant Rome pressée d'une grande famine, en chassa *les vendeurs d'esclaves, les maistres des jeux de Gladiateurs, avec leur suitte, & tous les étrangers, excepté les Medecins, ausquels il permit de rester dans la Ville.* C'est donc une calomnie, de dire que les Medecins ont esté chassez de Rome. Et ce qui en découvre la temerité, est qu'on ne trouve pas un Historien Romain qui le rapporte, & qu'on

Cum Romani Græcos Italia pellerent exceperunt Medicos. *Ibid.*

Magna vero quondā sterilitate & difficili remedio cum venalitias & lanistarum familias peregrinosque omnes exceptis Medicis urbe expulsit Augustus. *Suet. in Octa.*

ne sçauroit citer aucun decret du Senat qui les condamne à cet exil, ny aucun autre qui les ait ensuite rappellé à Rome, où personne ne nie qu'ils n'ayent, pendant plusieurs siecles, exercé la Medecine. Est-il croyable que les Romains qui ont écrit les moindres choses, & qui faisoient tout avec un si bel ordre, eussent executé une affaire de telle importance au public sans aucune formalité ?

Cariste voyant bien que Cleante n'avoit rien à repliquer à des autoritez si presſantes, repasſoit sur la Preface de Pline, pour voir si Sosandre ne s'écartoit point du sens de cet Auteur, & s'il ne trouveroit point en termes clairs le bannissement des Medecins, mais n'y pouvant rien remarquer en

faveur de son opinion ; Je m'en
estois, dit-il, asseuré à Pline, je
n'en ay point consulté d'autres
sur cette question, mais il n'en
parle pas bien nettement.

La lecture des autres Au-
teurs, répondit Sosandre, vous
auroit esté inutile , personne
n'en a parlé que luy.

Tous les Scavans, dit Cleante , qui sont venus aprés luy,
l'ont entendu comme nous.

Il est vray, dit Sosandre, c'est
ce qui les a trompez. La chose
leur importoit peu ; Et mesme
ils ont bien voulu estre trompez. On est bien aise de trouver à mordre sur les Medecins.
Mais je passe plus avant.

Quand nous devrions rai-
sonner sur la supposition visiblement fausse de ce bannissement
celebre , la gloire de la Mede-

...cine n'y feroit pas à mon avis
...beaucoup plus interessée que
...celle des autres arts, dont on a
...toujours fait grand cas, quoy
...qu'ils en ayent esté chassez plus
...d'une fois.

Cariste qui s'interessoit dans
la défense presque de toutes les
autres sciences, luy demanda
de quels arts il entendoit parler.

De celuy mesme, répondit
Sosandre, dont vous faites une
profession particuliere. Les A-
vocats se piquent de l'éloquence; & nous lisons que les Romains chasserent de leur ville
les Orateurs, & tous ceux qui
s'addonnoient à la Rhetorique,
par trois diverses fois seulement. La premiere sous le Con-
sulat de C. Fannius Strabon, &
de M. Valere Messale; une se-

Sueton.
l. de il-
lull.
Rhet.
corn. A-
grip. de
vanit.
scient.

conde fois par Arreſt du Senat pendant la cenſure de Cn. Domitius, L. Licinius Craſſus ; & la troiſiéme fois ſous l'Empire de Domitien, par un decret ſolemnel du Senat, ils furent bannis de Rome, & de toute l'Italie.

Ce procedé ſurprend, dit Cariſte, quelles raiſons avoient-ils de bannir un art que tous les peuples raiſonnables cheriſſent. Les meſmes Romains l'avoient entretenu chez eux avec tant d'éclat, ils avoient recompenſé des plus éminentes dignitez ceux qui excelloient en l'éloquence. Je ne conçois pas ſur quel fondement ils la recevoient & la chaſſoient à tant de differentes repriſes.

Une conduite ſi reglée, répondit Soſandre, marque la grande

grande constance de ce peuple, qui selon les diverses visions de son caprice, élevoit tantost aux honneurs, & tantost fouloit aux pieds les mesmes Arts. Ainsi vous voyez que son goust est un fort bon Juge de leur merite: & que comme la disgrace a fait grand tort à l'éloquence, elle pourroit aussi decrier beaucoup la Medecine. Mais puisque nos adversaires disent qu'aprés cet exil pretendu les Medecins ont esté rappellez à Rome, l'affront auroit, ce me semble, esté suffisamment reparé par cette retractation publique de leurs violences.

Dans vos citations, dit Cleante, vous avez oublié un petit mot de Pline qui nous apprend que la ville de Rome depuis ſa fondation , a demeuré plus de ſix cens ans ſans Médecins. Les termes ne ſont point ambigus. *Mille Peuples*, dit-il, *vivent ſans Medecins, non pas toutefois ſans Medecine , comme le Peuple Romain qui fut plus de ſix cens ans ſans Medecins.* La memoire manque quelquefois, il eſt bon de faire reſouvenir.

Millia gentium ſine Medicis degunt, nec tamen ſine Medicina, ſicut Populus Romanⁿ ultra ſexcenteſimum annum. Plinius Præ. lib. 29.

Ces paroles de Pline, repartit Soſandre , n'offenſent pas plus la Medecine que les autres paſſages , puiſque le meſme lieu qui marque l'abſence des Medecins , prouve la neceſſité de leur art. Qu'il y ait eu à Rome des Medecins en titre , ou ſans qualité ; que chacun ſe ſoit inſtruit des preceptes de la Medecine, ou que de certaines perſonnes ſeulement en fiſſent pro feſſion particuliere, qu'importe à cet art ſalutaire ? neanmoins j'ay des choſes plus preciſes en faveur des Medecins. Je dis que cette opinion que vous attribuez à Pline, n'eſt pas conforme ny à ſes propres écrits, ny à la verité de l'Hiſtoire. Elle repugne à ſes écrits, parce qu'au premier paſſage que vous avez cité, il dit que les Romains, qui ne tarderent pas à admettre chez eux les autres arts, témoignerent encore plus de promptitude, & d'empreſſement à recevoir les Medecins, & que leur arrivée fut extrémement agreable à toute la ville. Comment accorder cette promptitude avec une indifference pour les meſmes Medecins de plus de ſix cens ans. Mais la contradiction y eſt en-

core visible. Car immediatement aprés ces mots, par lesquels vous prouvez cette ab-
sence de six cens ans, il ajoute
qu'Archagatus Medecin fut
honorablement receu à Rome,
l'an cinq cens trente cinq de sa
fondation; les Romains ne de-
meurerent donc pas plus de six
cens ans sans aucuns Medecins.
Cette opinion ne s'accommo-
de pas mieux à l'histoire. Denis
d'Halicarnasse rapporte qu'en
une peste qui affligea la ville de
Rome, trois cens ans aprés sa
construction, la contagion se
répandit si fort que *les Mede-*
cins, ny les amis des malades ne
suffisoient pas à les traiter, tant
le nombre en estoit grand. Les
Medecins estoient donc à Rome dés le troisiéme siecle. Une
autre peste depeuplant la ville,

l'an 461. de sa fondation, comme remarque Pline , les Romains , sur les oracles des Sy-
billes, envoyerent en ambassa-
de Q. Ogulnius Gallus à Epi-
daure , pour faire transporter à
Rome l'image d'Esculape. Elle
y arriva l'année suivante , &
aussi-tost on luy éleva un Temple proche de la ville, & l'on luy
fonda des Prestres, de sorte que
la Medecine y fut toujours res-
pectée & entretenuë depuis.

Il reste donc au moins, dit
Cleante, encore les trois premiers siecles depuis la construction de Rome , que les Romains ont vécu sans Medecins.

Pensez-vous, répondit Sosandre , qu'il soit fort croyable
que les Romains estant occupez à des guerres continuelles,
où les blessures & les maladies

estoient frequentes ; pussent demeurer sans Chirurgiens ou Medecins. Que cela soit , je le veux bien. Où est le desavantage particulier à la Medecine. L'Abbé Lancellot observe que la ville de Rome demeura six cens ans depuis sa fondation , sans école publique d'aucun art. C'est pourquoy Suetone se plaint de la negligence que les premiers Romains avoient eu de la Grammaire. *Bien loin , dit-il , que la Grammaire fût autrefois honorée à Rome ; elle n'y estoit pas seulement en usage ; d'autant que les Romains alors encore grossiers & attachez aux armes, ne s'occupoient pas encore à l'étude des Arts liberaux.*

Ciceron rend la mesme raison de la negligence qu'ils avoient pour tous les autres

3. Desin-ganno. 2. part.

Grammatica olim Romæ, ne in usu quidem nedū in honore ullo erat: rudi scilicet ac bellicosa etiam tū civilitaté, recdū liberalibus disciplinis vacante. Suet. in limine l. de illust. Gram.

Arts. Ce peuple originairement
composé d'une troupe de bri-
gans & de vagabonds, que Ro-
mulus ramassa de tous costez,
n'avoit gueres de disposition à
l'amour des Lettres. Leur esprit
prevenu des grands soins d'é-
tablir leur domination naissan-
te, n'avoit aucune pensée pour
les Arts. Ils comptoient pour
inutils à l'Etat tous ceux qui ne
portoient pas les armes. Ainsi
tous les sçavans leur estoient é-
galement odieux. Quelle merveille donc que la Medecine fut
enveloppée dans ce mépris u-
niversel? Si elle y trouve du ra-
bais, les autres sciences en se-
ront-elles exemptes?

L'honneur de la Medecine,
dit Cleante, se sauve dans les
tenebres de l'histoire ancienne,
mais il ne trouvera pas le mes-

me fuyant dans les écrits dé
de Montaigne, de Petrarque,
& de Moliere, *le distinguo* n'est
gueres de mise chez eux : Ils
ont expliqué la forfanterie de
cet art un peu plus nettement
que Pline. Vous nous avez promis que vous nous prouveriez
par leurs propres écrits, qu'ils
ne luy ont donné aucune at-
teinte. C'est ce que j'attends
avec impatience.

Comme je pretens, repliqua
Sosandre, executer ponctuellement ma promesse, j'ay leu diligemment leurs ouvrages, & j'ay
amassé dans ce papier les paf-
ges dont j'ay besoin, afin d'estre
fidele dans les citations : Vous
me permettrez, s'il vous plaist,
d'en soulager ma memoire.
Commençons par Montaigne,
il a dépeint dans ses livres tous

les

les traits de sa vie. On y voit un naturel emporté, fier, opiniâtre, entesté de son merite propre. Il avouë au livre 2. de ses Essais chapitre 36. qu'il estoit né avec une grande aversion naturelle contre la Medecine : un peu plus bas il dit qu'il n'avoit jamais esté d'humeur à violenter son naturel ; il est donc croyable, que sur le mépris qu'il avoit pour la Medecine, il a suivy son inclination naturelle, & qu'il n'en a gueres consulté la raison. De plus on sçait que la Medecine condamnant toujours l'excez des plaisirs, elle ne peut gueres se faire des amis entre les voluptueux : Montaigne estoit de ce nombre. Il confesse au chapitre dernier de ses Essais, estre tellement sujet à son plaisir,

Essais de
Montaig.
l. 3. c. 13.

qu'il ne luy avoit jamais rien refusé : *J'ay*, dit-il, *fait ceder à
mon plaisir bien largement toute
conclusion medicinale. Sain &
malade je me suis toujours laissé
aller aux appetits qui me pres-
soient. Je donne grande autorité à mes desirs & inclinations. Je
n'aime point guerir le mal par le
mal. D'estre sujet à la colique, &
sujet à m'abstenir du plaisir de
manger des huistres, ce sont deux
maux pour un. Puisqu'on est au
hazard de se mecompter, ha-
zardons nous plûtost à la suitte
du plaisir.* Il declare au mesme
lieu sa valeur en matiere d'a-
mour, & se vante mesme d'a-
voir esté impudique long-temps
avant l'âge de connoissance. *Il
ne me souvient point de moy de
si loin*, dit-il, *& peut-on marier
ma fortune à celle de la Quar-*

tilla de *Petrone* ? C'eſt pourquoy meſurant tout au pied de
la volupté : *Si c'eſt*, dit-il au
meſme chapitre, *une Medecine
voluptueuſe*, acceptez là, c'eſt
toujours autant de bien preſent.
*Le plaiſir eſt des principales eſpe-
ces du profit.* Un homme qui a le
cœur ſi bien reglé eſt capable
de fort beaux ſentimens, & l'on
doit faire grand cas des oracles
qu'il prononce. Voyez, je vous
prie, juſqu'où va la force de
ſon jugement. *Les Babyloniens*,
dit-il au meſme chapitre, *portoient leurs malades en la place*,
le peuple eſtoit le Medecin ; *chacun des paſſans ſelon ſon experience leur donnoit quelque avis
ſalutaire.* Nous n'en faiſons gueres autrement. Il n'eſt pas une
ſimple femmelette, dont nous
n'employons les barbotages &

B b ij

*les brevets. Et selon mon humeur,
si j'avois à accepter quelque medecine, j'accepterois plus volontiers celle-cy qu'aucune autre.
D'autant qu'au moins il n'y a nul
dommage à craindre.* Est-ce là
le langage d'un auteur judicieux? Il juge qu'il y a plus de
seureté à se servir des receptes
de toutes sortes de gens ignorans & sans experience, que des
remedes d'un Medecin expert.
Si un homme n'avoit point étudié en Medecine, s'il estoit un
simple Cordonnier, ou un Manœuvre stupide, il seroit habile
à guerir les malades : mais parce qu'il est expert & sçavant,
ses remedes ne valent rien. Je
ne sçavois pas encore que la
confusion fust preferable à la
methode, & l'ignorance à la
doctrine ; Montaigne nous l'ap-

prend aujourd'huy. Voicy encore un échantillon de son raisonnement. Il veut prouver que la Medecine est inutile ; c'est ainsi qu'il s'y prend : *La Medecine se forme par experience, aussi se fait mon opinion. Mon pere a vécu soixante & quatorze ans, mon ayeul soixante-neuf, mon bisayeul prés de quatre-vingt sans avoir gousté aucune Medecine.* La merveille est rare ; & toute la Medecine est ruinée, puisque deux ou trois personnes naturellement bien disposées ont vescu sans l'usage des drogues. Si la Medecine n'est fondée que sur deux ou trois experiences semblables , elle a beaucoup à craindre de cet argument.

Mais examinons un peu, continua Sosandre, quelle fut la san-

Essais de Montaig. l. 2. c. 37.

té de ces gens qui bravoient si fierement la Medecine. Montaigne écrit au même chapitre, que son pere mourut affligé d'une grosse pierre en la vessie, qu'il ressentit en l'âge de 67. ans, & que ce mal luy dura 7. ans, *trainant*, dit-il, *une vie bien douloureuse*, & il s'étonne qu'entre plusieurs freres & sœurs, luy seul fut attaqué de la pierre comme son pere. Il s'en apperceut, dit-il, dés l'âge de 45. ans, il en fut tourmenté jusqu'à l'âge de 59. auquel il mourut; il fut encore travaillé de la colique & d'autres maladies. *J'ay*, dit-il, *souvent esté malade, & j'ay quasi essayé de toutes sortes de maladies.* Voila la grande santé qui le rend si fier. Je croy, Cleante, que vous n'avez pas grand empressement pour une santé pa-

Essais de Montaig. l.2.c,37.

reille. *Je ne dis pas*, écrit-il au livre 2. chap. 37. *qu'il ne puisse y avoir quelque art de la Medecine, qu'il n'y ait parmy tant d'ouvrages de la Nature des choses propres à la conservation de nostre santé ; cela est certain: J'entens bien qu'il y a quelque simple qui humecte, quelqu'autre qui desseche, &c.* Il dit ensuitte qu'il n'est rien de si penible qu'on ne doive souffrir pour recouvrer la santé, le plus precieux tresor de la vie. Vous diriez aprés cela qu'il va dire des merveilles de la Medecine, cependant voila ce qu'il en écrit ensuitte au mesme chapitre. *Au reste j'honore les Medecins pour l'amour d'eux-mesmes, en ayant veu beaucoup d'honnestes hommes, & dignes d'estre aimez. Ce n'est pas à eux que j'en veux,*

B b iiij

c'eſt à leur art. N'admirez-vous point ce diſcours ? Il honnore les Medecins, & il mépriſe la Medecine qui les rend honnorables. Pas un de ſes ennemis n'ont dit ouvertement qu'ils en vouloient à l'art meſme de la Medecine : ils ont dit qu'ils crioient contre les faux Medecins. C'eſt ainſi que Petrarque a parlé en cent endroits.

Que pouvez vous dire, l'interrompit Cleante, contre ce docte Italien ? N'allez - vous point auſſi luy reprocher ſa volupté, & la foibleſſe de ſon jugement ? Vous en avez ſujet. Toute ſa vie fut un jeûne & une abſtinence continuelle. Ses écrits portent les marques du plus ſublime genie de ſon ſiecle: Il fronde pourtant aſſez joliment les Medecins.

Ce qu'il a écrit contre eux, répondit Sosandre, doit estre un peu suspect. Il parloit en homme passionné. Ses interests particuliers l'avoient engagé en des animositez furieuses contre les Medecins. Il l'avoüe en l'epitre 4. du livre 5. Des affaires de sa vieillesse. *Je sçay, dit-il, que bien des gens sont entierement persuadez, que je suis l'ennemy public des Medecins, à cause des differens que tout le monde sçait que j'ay eu en France contre eux.* On voit les effets de sa passion en quatre livres qu'il a laissez, qui ont pour titre INVECTIVES CONTRE UN MEDECIN FRANÇOIS, & qui sont remplies des injures les plus emportées qu'on puisse proferer contre des ennemis. Il estoit donc piqué au jeu; ainsi

Scio multis persuasū imo insitum Medicorum omnium me publicum hostem esse propter vulgatum certamen quod cū illis mihi olim in Galliis fuit.

ce n'eſt pas merveille s'il s'ega-
re dans ſes emportemens , &
s'il tombe dans des contradictions perpetuelles , je vais vous
en lire quelqu'unes.

Au 12. livre des affaires de
ſa vieilleſſe, Epiſt. 2. il ſouſtient
que la Medecine n'eſt point
du tout parmy nous, qu'elle eſt
ſeulement en l'idée de Dieu,
& que ſi les Medecins ont quelque art , c'eſt un art de tromper,
de voler , & de tuer les hommes. En la derniere Epiſt. du
meſme livre , il parle ainſi.
*Quoy me dira quelqu'un n'excep-
tez-vous pas un Medecin de
l'infamie de cette accuſation ?
en verité je le voudrois bien , dit-
il , car je ne ſçay comment il ſe
fait qu'il n'y ait aucune profeſſion au monde où j'aye tant d'a-
mis qu'en Medecine ; mais pour*

ne rien deguiser, j'en ay cherché en vain quelques-uns que j'en puſſe exempter ; je trouve bien des hommes doctes & éloquens, mais je ne trouve aucuns Medecins. Dans ces paſſages on voit qu'il nie abſolument qu'il y ait parmy les hommes aucune Medecine, ny vrais Medecins : cependant voicy d'autres lieux où il aſſeure tout le contraire, c'eſt en la premiere Epiſt. du livre 12 des choſes de ſa vieilleſſe. Je n'ay pas, dit-il, mepriſé l'art, mais les artiſtes, excepté quelques-uns qui me ſemblent eſtre de vrais Medecins, & que je cheris à ce ſujet, & au ſecond livre de ſes invectives, ſi je ne me trompe, dit-il, je connois quelques bons & veritables Medecins qui ont l'eſprit & la prudence neceſſaire au

ea quæ in
omnium
artium
arte po-
nonda
eſt, diſ-
cretione
pollen-
tes.

plus noble de tous les arts. Et afin qu'on ne croye pas que je donne un ſens forcé à ſes paroles, voyons comme il explique ce qu'il entend par ce mot *de vray Medecin,* au 5. livre des choſes de ſa vieilleſſe Epiſt. 4. *Si ces perſonnes,* dit-il, *ſont de vrais Medecins, ſans doute ils aydent la nature, ils combattent les maladies ils rendent la ſanté aux malades, ils la conſervent aux ſains, & ils l'affermiſſent en ceux en qui elle eſt douteuſe.* Il a reconnu de veritables Medecins, donc ſelon luy-meſme, il y a des gens qui peuvent faire toutes ces merveilles. Voila la premiere contradiction, écoutez-en une ſeconde.

L. 5. re-
rum ſe-
nil. ep. 4.

En une de ſes épiſtres il louë ſon amy qui eſtoit revenu d'une grande maladie, de ne s'eſtre fervy d'aucun Medecin, *parce que*, dit-il, *il n'eſt point de che-min plus court pour arriver à la ſanté que de manquer de Mede-cin*: & en une autre lettre qu'il écrit au Pape Clement V I. ſon maiſtre, en la vie duquel, comme il dit, toute ſa fortune conſiſtoit, il luy conſeille de choiſir, entre pluſieurs, un Medecin fidelle & ſçavant, pour le guerir d'une grande fiévre qui le travailloit alors. De ſorte que, ſuivant Petrarque, il eſt de veritables Medecins, & il n'y en peut avoir ; il en connoiſt quelques-uns, & il n'en ſçauroit trouver ; il ſe faut ſervir de Medecins dans la maladie, & il ne s'en faut point ſervir. Voila l'auteur du monde le plus commode, on y trouve tout ce qu'on veut : il ſouſtient à merveille le pour & le contre de la Medecine. Elle trouve au moins cela de bon dans les contrarietez de cet auteur, que ses injures ne luy peuvent nuire , & que toutes les louanges qu'il donne malgré luy aux Medecins, luy sont tres favorables. Prenez garde aux grands avantages qu'il leur attribue sans y penser, *je cherche*, dit-il, Epist. 3. du livre 5. des affaires de sa vieillesse, *des gens dont l'employ soit de rendre la santé: si j'en trouve quelques-uns , je ne les aimerai seulement pas, mais je les adorerai presque, comme des personnes qui nous donnent des biens , que nous devons attendre de Dieu seul.* Il a reconnu, comme j'ay observé, que les vrais Medecins procurent ces excellens biens aux

Salutis professores quæro quos si inveniam non diligam modo sed paulo minus adorabo divini muneris largitores.

hommes ; il est demeuré d'accord en plusieurs endroits qu'il se trouve de vrais Medecins au monde ; & parconsequent il doit avoüer que les Medecins sont d'un merite qui les approche de la divinité. C'est pourquoy aprés que sa passion l'a emporté à mepriser en plusieurs endroits les maistres de nostre art , & tous les autres Medecins, il revient quelquefois à son bon sens, & temoigne l'estime qu'il en fait, particulierement au premier livre de ses invectives : *je crois , dit il , qu'Hippocrate a esté un tres-sçavant personnage , que Galien sous sa conduite ajoûta beaucoup de choses à celles qu'Hippocrate avoit trouvées : je ne veux point ternir la gloire de ces excellens hommes* , puis il ajoûte aussi-tost

Invenies me nihil omnino contra mediciam veosque Medicos: sed cōtra discerptores atque adversarios Hippocratis.

quod eodem plauden-te fieri credidi.

on ne trouvera pas que j'aye rien dit contre la Medecine ; & les vrais Medecins, je n'ay parlé au contraire qu'en faveur d'Hippocrate & contre ses ennemis qui decrient sa doctrine.

Si, repartit Cleante, il est quelquefois échappé à Petrarque de dire qu'il y eust de vrais Medecins, il a aussi-tost averty qu'ils estoient bien rares, & bien difficiles à trouver parmy un grand nombre d'ignorans, ainsi sa declaration ne sera pas de grand usage aux Medecins.

Petrarque, reprit Sosandre, répond luy mesme à ce que vous dites : *qui peut empescher*, dit-il au second livre de ses invectives, *qu'il y ait de vrais Medecins qui me soient inconnus, particulierement à moy qui n'ay par-*

Esto nullos noveverim Medicos nullos exceperim, quid vetat esse

mes

mes emplois aucun commerce avec eux, & qui ne suis point redevable de ma santé aux Medecins, mais à la Nature. Mais je veux qu'il fust alors peu d'habiles Medecins, & quoy que la difference soit grande de la Medecine d'apresent à celle du temps de Petrarque, je veux encore supposer à plaisir que le nombre des sçavans Medecins est aussi rare qu'il estoit de son temps; la Medecine en doit-elle estre moins estimée? je m'en rapporte à Petrarque mesme, *bien loin*, dit-il, au second livre de ses invectives que ce petit nombre de bons Medecins soit un sujet de honte, c'est au contraire un titre d'honneur à la Medecine, qui doit estre aux nobles cœurs un aiguillion pour les presser

aliquos ignotos mihi, præsertim studiis longe aliis vacantibus, & sanitatem corporis debenti non Medicis, sed naturæ.

davantage de s'élever au rang illuſtre des vrais Medecins. Le croiriez-vous, ſi je ne rappor-tois ſes paroles : elles ont un tour admirable dans le latin, vous ſerez peut-eſtre bien aiſe de les entendre. *Quid vero, dit-il, ſi paucos Medicos? quid ſi pauciſſimos dicam? non hoc ad artis infamiam, ſed ad glo-riam ſpectat : nonne debet ge-neroſus animus difficultate non territus, ſed accenſus ad ipſum nomen glorioſæ paucitatis aſſur-gere, ſeque in partem raræ lau-dis accitum credere.*

Voulez-vous, dit Cariſte, que je vous ouvre ma penſée, dans cette contrarieté où Pe-trarque ſe trouve tantoſt à nier, tantoſt à reconnoiſtre de veritables Medecins : j'eſtime que pour juger au vray de ſes fentimens, il faut s'attacher à la conduite de fa vie : les actions ont un langage plus fincere que les paroles; c'est pourquoy quand on fçaura qu'il ne s'eſt jamais fervy de Medecins, & qu'il avoit défendu à fes dome-ſtiques d'executer jamais fur fon corps aucune de leurs or-donnances; on connoiſtra aiſé-ment qu'il n'a jamais eu de pen-fée favorable pour la Mede-cine.

Si nous confiderons fa vie, répliqua Sofandre, nous avoue-rons au contraire que perfonne au monde n'eſtoit peut-eſtre plus convaincu de la verité de cet art. Pour empefcher qu'u-ne nourriture trop abondante n'étouffaſt fon corps déja char-gé d'une grande plenitude, il vivoit d'herbes & de fruits, &

il jeûnoit presque toute l'année.
A dessein de moderer le feu de
son temperament , il ne beu-
voit que de l'eau , mesme au
plus fort de l'hyver; il se faisoit
saigner avec abondance , au
Printemps , & en Autonne. Il
observa jusques dans sa vieillesse
mesme , comme il asseure , une
methode si rigoureuse , & ces
remedes ainsi employez à contre temps dereglerent son temperament dont les forces e-
stoient surprenantes. Il languit
long-temps sans Medecin , sujet à plusieurs infirmitez , &
comme il avoit genereusement
témoigné qu'il ne vouloit pas
qu'on luy fist venir aucun Medecin quand il seroit malade ,
son desir fut heureusement ac-
comply : & il eut le bien de
mourir paisiblement d'une apo-

plexie entre les bras d'un de
ses amis, sans que les Medecins
vinssent troubler son repos.
Ainsi finit cet ennemy declaré
de la Medecine : cela me fait
souvenir de Moliere qui l'a imi-
té de bien prés en ses satyres
& en sa mort, tout ce qui est
de grand dans le monde il l'a
joué.

Il est vray, dit Cariste, mais
il estoit particulierement de-
chaisné contre la Medecine,
elle estoit en butte à tous ses
traits.

Il a poussé, dit Cleante, son
caractere jusques au bout, &
jamais il n'est revenu du me-
pris de la Medecine: on ne trouvera, je crois, dans ses ouvrages gueres de contradictions
sur ce point. Cependant vous
nous ferez voir, Sofandre, qu'il

n'a pas seulement effleuré cette science ; franchement j'ay la derniere curiosité pour une merveil'e si surprenante.

Je ne doute point, répondit Sofandre, qu'en plusieurs de ses pieces, il n'ait joué les Medecins & la Medecine mesme. Il remarquoit que le peuple prenoit goust à ces sortes de satyres, il a suivy son inclination, & il y faifoit bien ses affaires : mais soyez seur qu'il parloit contre ses sentimens, le fond de son cœur tenoit pour cette science utile, lors mesme que ses grimaces la decrioient. Vous vous imaginez que je dis cecy gratis : je veux que vous n'en croyez que Moliere mesme. J'en ay decouvert la preuve nette & decisive en un endroit de ses écrits, fort propre

à satisfaire voſtre grande cu-
rioſité, c'eſt en la preface de
la comedie du Tartuffe où il
parle ainſi : *Qu'eſt-ce que dans
le monde on ne corrompt point
tous les jours ; il n'y a choſe ſi
innocente, où les hommes ne
puiſſent porter du crime ; point
d'art ſi ſalutaire dont il ne ſoit
capable de renverſer les inten-
tions ; rien de ſi bon en ſoy qu'il ne
puiſſe tourner à de mauvais uſages ; la Medecine eſt un art profitable, & chacun la revere
comme une des plus excellentes
choſes que nous ayons, & cependant il y a eu des temps où elle
s'eſt renduë odieuſe.* Un témoignage ſi favorable à la Medecine, ſorty d'une bouche qui a
tant crié contre elle, n'eſt à
mon avis gueres ſuſpect : une
preface eſt un lieu où l'auteur

parle serieusement & de sens
rassis. Dans une piece comique
la plaisanterie & la fiction peuvent donner un tour forcé à
ses pensées, mais dans cet endroit la raison revenuë de toutes les saillies poëtiques parle
toute seule. On ne peut point
attribuer le passage que je viens
de rapporter au caractere particulier d'un acteur. Moliere
avoit dressé cette preface pour
expliquer à tout le peuple ses
veritables sentimens sur la religion, que sa comedie du Tartuffe avoit rendus suspects, il ne
parle point là en Poëte ny en
comedien : c'est le seul endroit
où il s'explique en Chrestien &
en Philosophe. C'est pourquoy
il est sans doute plus propre à
nous marquer ses veritables in-
tentions , que tous les autres,

textes

textes qu'on pourroit tirer du corps de ses Comedies. Personne ne trouva de replique à un passage si formel. Ainsi Sosandre se preparoit à répondre aux deux difficultez qui restoient de celles qui luy avoient esté faites au dernier entretien, l'une contre la noblesse de la Medecine, & l'autre contre la Religion des Medecins : mais comme la conversation avoit eu une longueur suffisante on remit à traiter ces matieres à un autre jour chez Cariste.

Dd

VIII. ENTRETIEN.

A PEINE le monde qui se trouvoit d'ordinaire à nos entretiens fut assemblé chez Chariste, où l'on avoit pris le rendez-vous, que Cleante commença ainsi la conversation.

Lors que Cariste asseuroit que la pratique de la Medecine estoit roturiere, & qu'elle avoit autrefois esté l'exercice des esclaves, je croyois qu'il avança une opinion qui luy fust particuliere. Mais j'ay trouvé depuis beaucoup de personnes illustres de son sentiment. Alphonse & Ferdinand Rois d'Espagne faisoient si peu d'état d'Hippocrate & de sa doctrine, que dans leurs maladies ils preferoient à tous les secrets de ses livres les histoires de Quinte-Curse & de Tite-Live. Virgile fait bien de l'honneur à la Medecine. Il dit que c'est un art sans gloire & sans éclat ; il luy prefere l'art de joüer du luth, de tirer de l'arc & de deviner, quand il dit que Japis eut tant de passion de prolonger la vie de son pere qu'il abandonna l'honneur de ces emplois pour s'attacher à l'étude de la Medecine. Mais Athénée a mis la derniere main au panegirique des Medecins lors qu'il a dit, *que sans les Medecins, les Grammairiens seroient les plus fous de tous les hommes.* Pour moy je ne sçay pas où ces gens avoient les yeux, pour ne

Exceptis Medicis nihil est Grammaticis stultius. Athen. l. 7. Deipno. & l. 15.

pas appercevoir le grand éclat d'un art qui conserve la vie & la santé des hommes.

Vous estes bon, répondit Sosandre, de vous scandaliser d'une raillerie qu'Athenée fait dire à un homme dans un festin. Il ne faut pas prendre les choses si serieusement. A l'égard de Virgile, il ne parle, dit Servius en cet endroit, que de la Medecine empirique ; d'où vient qu'il l'appelle *usum medendi*, qui signifie, dit-il, *une Medecine qui consiste toute dans l'usage, & qui n'est point éclairée de la raison.* En tout cas le témoignage de Diogene vaudroit bien celuy d'Athenée. Ce Philosophe austere disoit, *que quand il voyoit les Astrologues & les Devins, il ne trouvoit rien de plus insensé que l'homme ; &*

Diogen. Laeri. l. 6.

que quand il confideroit les Phi-
lofophes & les Medecins, il ne
remarquoit rien auſſi de plus ſage que l'homme. Homere vaudroit bien ſon diſciple Virgile :
Un ſçavant Medecin, dit cet
Ancien, *eſt plus conſiderable luy
ſeul que beaucoup d'autres perſonnes enſemble.* Et ſi Alphon-
ſe & Ferdinand firent peu d'é-
tat d'Hippocrate, l'Empereur
Juſtinien l'honora aſſez, pour
contrebalancer leurs mépris. Il
voulut que l'opinion de ce
grand homme ſerviſt de fondement à la loy 12. *De ſtatu homi-
num*, au Digeſte, & qu'elle de-
cidaſt enſemble de la fortune,
de l'honneur, & de la naiſſance des hommes. Saint Auguſtin appelle Hippocrate *le tres-
noble Medecin.* Et les Athe-
niens en reconnoiſſance de ſes

Dd iij

*Vir Me-
dicus
multis
aliis præ-
ſtantior
unus.*

*L. 12. de
ſtatu
homin.
l. 1. ff.*

*S. Aug.
de Civit.
Dei l. 5.*

bienfaits luy decernerent les mesmes honneurs qu'à Hercules. Si nous en croyons Platon: *Les Medecins ayant le pouvoir de commander à tous les hommes, doivent tenir entre eux le rang de nobles & de personnes royales.* Je ne me pique pas de tous ces grands noms : mais aussi je ne conçois pas à quel titre l'on veut tellement abbaisser la Medecine. Considerez-là dans son berceau, rien au monde de plus éclattant : elle est sortie du sein mesme de la divinité : *Dieu a creé le Medecin*, dit l'Ecclesiastique, *& toute la Medecine vient de Dieu.* Adam la receut du ciel & la communiqua à ses enfans. Mais Dieu en remplit particulierement le sage Roy Salomon, auquel il découvrit les vertus de toutes les plantes.

Existimare eos civiles ac regios homines oportet, qui arte quadam imperant volentibus ac nolentibus secundum scripta. Nam & Medicos sic appellamus. *Plato l. de regno.*

Medicū creavit Altissimus. A Deo est omnis medela. *Eccli. 38.*

Et les Grecs, comme j'ay déja
dit, tirerent des livres qu'il en
composa, les admirables fecrets de la Medecine. Le Fils
de Dieu mefme choifit l'exercice de guerir les malades, comme le caractere le plus vifible de
fa divinité. Et fans emprunter
les lumieres de l'hiftoire facree,
les anciens nous ont appris que
plufieurs Monarques l'ont étu-
diée & pratiquée : comme le
Roy Sabor, qui a laiffé entre
nos remedes un fyrop qui porte
fon nom, pour en avoir efté
l'inventeur; Sabid Roy d'Ara-
bie ; Mitridate Roy de Pont,
qui nous a compofé ce fameux
antidote qui eternife fon nom ;
Hermes Prince des Egyptiens ;
Mefué fils des Rois de Damas ;
Avicenne Roy de Cordouë ; *Plin. hift.*
l. 25. c. 5.
Achille prince fameux chez les

D d iiij

Grecs ; qui découvrit les vertus d'une plante dont il guerit
Telephe, laquelle à ce sujet est
appellée *Achilleos*. Denis Roy
de Sicile exerçoit la Medecine,
& mesme pratiquoit avec plaisir les operations de Chirurgie.
Homere dit qu'Idomenée Roy
de Crete estoit un tres-grand
Medecin; Constantin IV. nommé Pogonat , Empereur de
Constantinople , aprés avoir
défait les Sarrazins & les Ara-
bes , persuadé que l'étude de
cette science , estoit un employ
assez digne de sa grandeur, s'y
addonna le reste de ses jours ;
Enfin Plutarque nous apprend
que le fameux Conquerant A-
lexandre s'addonna non seulement à la Theorie de la Medecine, mais qu'il en exerça aussi la pratique avec plaisir, &

Ælian.
l. 1.

Homer.
Liad. 13.

Theat.
Zuing.

Plutarq.
in vita
Alexād.

qu'il conrpofa plufieurs recep-
tes de medicamens : hé bien,
Carifte, que dites-vous de ces
Medecins roturiers ?

S'il eft ainfi que vous le dites,
repartit Carifte , ces illuftres
Medecins ont bien manqué de
ne pas faire des difciples de
leur qualité : la faculté en feroit belle, & la Medecine a fait
un eftrange faut , du trofne
dans les fers : car il eft certain
qu'à Rome les Medecins e-
ftoient efclaves , le droit Romain leur donne cette belle
qualité.

Je ne difconviens pas, reprit
Sofandre , que les Romains
n'ayent poffedé plufieurs efclaves exerçans la Medecine ,
mais penfez-vous que ces gens
fuffent nez dans la fervitude ?
point du tout , Carifte, ils e-

ſtoient originairement des hommes libres & conſiderables de diverſes Nations eſtrange-res , qui ayant eſté ſubjugez par les Romains , eſtoient em-menez à Rome en qualité de priſonniers de guerre , où ils eſtoient ſoigneuſement con-ſervez , comme utiles à la Re-publique , ſous le nom d'eſcla-ves. C'eſt donc erreur de dire qu'il n'y euſt parmy les Ro-mains que les eſclaves nez qui pratiquaſſent la Medecine : les auteurs latins , & le droit meſ-me dont vous me preſſez , la mettront aiſement en ſon jour. Suetone en la vie de Jules Ce-ſar , & Plutarque en celle d'Au-guſte rapportent que ces deux Princes accorderent à diverſes fois aux Medecins le droit de bourgeoiſie en la ville de Ro-

ñre : *ce qu'on ne peut imaginer ,*
dit Casaubon , *avoir esté prati-*
qué à l'égard des esclaves rotu-
riers , à moins que d'estre entie-
rement insensé. Outre cela Pline rapporte ensuite plusieurs
magnifiques recompenses , &
plusieurs privileges conferez
aux Medecins , tant par le peuple Romain , & leurs Empereurs , que par les autres Rois
estrangers. Enfin le droit Romain leur accorde plusieurs
grands privileges, il les exempte des tutelles & de toutes les
autres charges civiles, il commande qu'on leur fasse prom-
te expedition en leurs affaires,
afin qu'ils ne soient point dé-
tournez de leurs salutaires emplois; il declare leur condition
plus favorable que celle des
professeurs des autres arts li-

Proc. l.
29.

Reg. si
duas §.
1. ff. de
excusat.
Item Ro-
ma. Inst.
l. 1. eod.
tit.

Medico-
rum quo-
que eadē
causa est,
quæ pro-
fessorum,

nisi quod
justior,
cum hi
salutis
homin ū
illi stu-
diorum
curam a-
gant, &
ideo his
quoque
extra or
dinē jus
dici de-
bet.
*Lege. 1.
ʃ. Me-
dicorum
ff. de ex-
traordi-
nariis
cognit.
L. ali-
menta ʃ.
1. ff. de
aliment.
Leg t.
Ioan.
Molanus
in medi.
c. 37. n.
14.
Greg.
Naz. in
orat. fu-
neb. Ca-
ʃarii.*

beraux ; enfin il leur ordonne des salaires pris des deniers publics. Molanus faisant reflexion sur ses faveurs, & sur les titres du droit *de Comitibus & Archiatris*, dit que le droit fait tant d'estat des Medecins des Princes, *qu'en privileges & en dignité il les égale aux Comtes.* C'est la pensée de saint Gregoire, & cette qualité de Comte que portent encore aujourd'huy les Medecins de nos Roys, nous prouve la mesme chose. Ces Princes n'ont fait en cela autre chose, que ce que Dieu commanda autrefois par ce mot de l'Ecclesiastique *honore le Medecin.*

L'Ecriture sainte, repliqua Cleante, commande en effet d'honorer le Medecin, mais pour quel sujet c'est, dit-elle, *à cause*

de la necessité, d'où il est aisé
de voir, que de soy la Medecine ne merite aucun honneur,
& que sans cette necessité,
elle ne seroit d'aucun prix. C'est
un foible merite, selon Aristote, que celuy qui vient de la necessité des choses : *il n'est point,*
dit-il, *de science moins necessai-*
re que la premiere philosophie,
cependant c'est la plus noble de
toutes. Aussi vous trouverez
non seulement au droit Romain, mais encore dans l'Ecriture sainte, que la Medecine
est attribuée aux esclaves occupez aux plus vils emplois.
Elle dit que *Joseph commanda*
à ses serviteurs Medecins d'em-
baumer le corps de son pere Ja-
cob.

Vous reconnoissez, répon-
dit Sosandre, que la Medecine

Præcepit
servis
suis Me-
dicis ut
aromati-
bus con-
dirent.
Gen. 50.

doit eftre honorée, & vous fub-
tilifez fur le motif, voftre deli-
cateffe eft grande : neanmoins
j'ay toujours ouy dire que la
neceffité feule ne faifoit point
la dignité ou la baffeffe des
arts; mais que l'excellence de
fon objet, eftoit la mefure de
fa nobleffe. J'ay toujours pen-
fé qu'Ariftote n'entendoit autre chofe, & j'ay creu jufques
à prefent que de deux fciences
dont les objets feroient également relevez, celle qui feroit
plus neceffaire meriteroit la
preference : mais je me trompois, & il faut dire à prefent,
felon vous, que les fonctions
du cœur en nos corps, du Soleil
en l'univers, & du Prince entre fes fujets, font fort mepri-
fables, parce qu'elles font fort
neceffaires ; au contraire les

arts de danser, de chanter sont
les plus nobles, parce qu'ils ne
sont d'aucune necessité. Le
passage de l'Ecriture qui parle
des serviteurs Medecins, ne
doit pas s'entendre des Medecins veritables, mais de certains Droguistes ou Apothi-
caires d'Egypte, qui sçavoient
embaumer les corps avec tant
d'adresse, qu'ils estoient conservez entiers plusieurs siecles,
& mesme saint Augustin dit que
le texte grec ne porte pas le
nom *de Medecin* mais τοῖς ἐντα-
φιασταῖς, que les Interpretes, dit-
il, ne pouvant pas exprimer juste en latin, ont traduit par
ce mot *Medecins.* C'est pourquoy S. Jean Chrysostome &
Lippoman ont ainsi tourné ce
mesme passage. *Il ordonna à
ceux qui enterroient les morts,* Manda-
vit pol-
linctori.

d'embaumer le corps de son pere pour l'ensevelir.

bus ut aromatibus ad sepulturam condirent patrem. in c. 50. Genes.

Chirurgus fuerat nunc est vespillo, Diaulus: Cœpit, quo poterat Clinicus esse modo. Martial. l. 1. epig.

Il n'importe pas beaucoup, dit Cleante, de Fossoyeur, ou de Medecin, c'est la mesme chose. Martial parlant d'un Chirurgien qui avoit quitté son mestier pour celuy d'enterrer les morts, dit qu'il avoit si bien étudié, qu'enfin il estoit devenu Medecin.

Pour faire des morts, dit Cariste, d'accord; mais pour les ensevelir & les enterrer c'est une œuvre pie, qui par consequent n'est point de la competence de la Medecine. Elle souffre chez elle peu de Chrestiens, & fait beaucoup d'athées. Je ne sçay comment cela se fait; car elle pourroit aisement instruire ses disciples de la verité. L'étude des ouvrages de la Nature

Nature que les Medecins examinent, font, dit S. Paul, des
degrez fenfibles , par lefquels
la raifon peut s'élever à la connoiffance de Dieu : neanmoins
de tout temps ils ont eu beaucoup d'anthipatie avec la Religion. Et Galien qui ne vou- *L. 2. de
lut jamais écouter l'Evangile, *different.*
meprife en fes écrits la Reli- *pulf. c. 4.*
gion des Juifs , & celle des
Chreftiens, parceque leurs myfteres n'eftoient pas appuyez
fur l'évidence de la demon-
ftration.

L'experience , répondit Sofandre , nous fait fentir journellement la verité que faint
Paul nous enfeigne. Il eft im-
poffible qu'un efprit bien fait ,
tel qu'il le faut pour eftre bon
Medecin , confiderant le bel
ordre où les eftres de la Nature

E e

font difposés, ne foit touché
de mille mouvemens fecrets,
qui le portent à la reconnoif-
fance & à l'amour d'un premier
eftre increé. Si ceux qui ma-
nient fouvent les montres &
les tableaux, fçavent y remarquer un certain air qui leur
fait aifement deviner les
grands ouvriers qui les ont tra-
vaillez, croyez-vous que les
Medecins, qui font continuel-
lement occupez à examiner
les reffórts de cette admirable
machine du corps humain, le
plus beau portrait de la divinité, foient affez ftupides, pour
ny pas remarquer les caracteres de ce divin ouvrier ?

Si Galien nourry dans les
tenebres du paganifme, n'a
pas efté éclairé des celeftes
rayons de la foy, c'eft un mal-

heur qui luy eſt perſonnel, &
dont noſtre raiſon ne peut découvrir la cauſe. Nous devons
adorer Dieu, qui ſans aucun
merite de noſtre part, nous a
bien voulu reveler ſes admirables ſecrets, & nous ne devons
pas mepriſer une infinité d'illu-
ſtres ſçavans, qu'il n'a pas fa-
voriſé des meſmes graces. La
Religion Chreſtienne eſtoit
alors le ſcandale des Juifs, &
la folie des Gentils : Galien &
les autres Philoſophes la
fuyoient comme l'écuëil de
leur vaine ſageſſe. Comme
ils ſuyvoient les foibles lumieres
de la Nature, ils ne pouvoient
pas s'élever à la hauteur ſur-
naturelle de nos myſteres.
Neanmoins la raiſon fut aſſez
penetrante, & aſſez pure en
Galien, pour luy découvir les

erreurs de plusieurs payens, qui partageoient la divinité en autant de pieces, qu'ils se pouvoient former d'idées differentes de biens ou de maux. Nous voyons dans ses ouvrages qu'il reconnoist un Dieu souverain de toutes choses ; il en admire à tous momens la justice, la puissance, la sagesse, & la bonté : particulierement en ses livres de l'usage des parties, *qu'il a composé* dit-il luy-mesme *comme autant d'hymnes à la louange de ce souverain estre, & comme les principes d'une Theologis naturelle.* Il admire dans les moindres parties des plus vils animaux, les miracles de la puissance & de la sagesse de Dieu, & il asseure que la proportion merueilleuse qui se voit en l'exterieur du corps humain,

Si quis conspicatus cujusvis animalis constructionem, omnia enim opificis declarat sapien-

suffit pour convaincre de l'exi-stence & de la grandeur de ce premier estre, tous ceux qui ont les moindres sentimens de raison.

A ces mots, Cariste élevant sa voix, voila dit-il, ce que je n'ay jamais veu. *Un Medecin predicateur*, je ne sçay s'il en a persuadé beaucoup d'autres. Il n'y a gueres d'apparence, car nous ne voyons point de gens qui se mettent moins en peine des choses divines, que les Me-decins. Parce qu'ils ne sçavent pas faire un bel usage de leurs estudes, ce qui devroit les porter à Dieu, les en éloigne. Comme leur employ les arreste à la consideration des objets sensi-bles, leur esprit s'accoustume peu à peu à n'admettre que les idées grossieres des corps, &

tiam, mentis, quæ cælo inest, ex-cellen-tiam in-telliget, tum opus de usu partium perfectis-simæ theolo-giæ ve-rū prin-cipium consti-tuet. *Galenus l. 17. de usu par-tium. c.1.*

ils se rendent incapables de
concevoir les choses surnaturelles, que la chair ny le sang
ne peuvent reveler. Leur parler
de Dieu c'est à leur avis les entretenir de chimeres. Prenez-
y garde, vous ne leur enten-
drez jamais prononcer ce ve-
nerable nom DE DIEU. Ils
l'évitent en tous leurs discours
comme un écueil dangereux.
La Nature est leur idole, à qui
ils attribuent le tout. Chez eux
tout est temperament, tout est
corps, tout est matiere. Que
peuvent produire des esprits si
fort materializez? La chair &
le sang qui est l'objet continuel
de leurs pensées, devient le
but ordinaire de leurs affections. Et je pense qu'ils ont
raison lors qu'ils s'appellent
eux-mesmes des Physiciens

senſuels , *Medicus eſt Phyſicus ſenſuális.* Car de quels vices ne ſont pas capables des gens qui n'ont ny religion , ny morale. Ne vous offencez pas, Sofandre, de cecy. Je ne dis rien que vos Auteurs ne publient. Petrus Apponenſis Docteur en Medecine de la Faculté de Paris en a fait une declaration publique. *Les Medecins , dit-il , ſont pour l'ordinaire de mœurs tres-corrompuës, ſoit parceque la pluſpart d'une naiſſance honteuſe ſe voyant élevez par la fortune deviennent orgueilleux, ſoit à cauſe , dit-il, que la Medecine curative eſt ſous la domination de Mars & du Scorpion , dont les influences inclinent au mal ; & la Medecine conſervatrice eſt ſujette aux influences du Taureau & de Ve-*

Petrus Appon. different. 7.

nus, qui portent à toutes sortes d'impudicitez & de débauches: D'où il tire cette belle conclusion. *Que les mesmes astres qui contribuent à l'excellence des Medecins, contribuent à la dépravation des mœurs, & qu'un bon Medecin ne peut estre qu'un méchant homme.* On ne devineroit jamais les belles qualitez qu'il leur donne ensuite, tant elles sont rares. Il appelle un Medecin, *Un abysme d'envie, l'organe de la médisance, une teste éventée & pleine d'ambition, un contradicteur perpetuel de la verité, un babillard, un défenseur opiniâtre de son ignorance, dont le cœur insensible à toutes les douleurs des malades, les traitte avec une negligence qui ne se peut excuser.* Il ajoûte: que si l'on en voit quelques-uns d'honnestes

Invidiæ pelagus, detractionis organū, ambitionis perforatam clepsydram, alienæ veritatis contradictorē, garrulū, propriæ ignorantiæ constantissimum defensorē, & inexcusabilē ægrorum neglectorem.

d'honnestes ce sont gens entierement incapables de la Medecine
& de toute autre affaire. J'en
pourrois citer davantage, mais
cela vous ennuyeroit, Sosandre,
je le vois bien.

Cleante , qui pendant ce
discours avoit fixé ses yeux sur
Sosandre, aprés qu'il l'eut achevé ; que vous avez-là , s'écria-
t-il, un brave confrere ! il n'y a
point de déguisement à son
fait. Son raisonnement n'a pas
toute la justesse imaginable ; ces
influences tiennent encore du
galimatias de l'ancienne Eco-
le : mais puisqu'il parle contre
la Medecine , il ne se peut pas
faire qu'au fonds il n'ait raison.

Ces influences à part , dit
Catiste , il n'allegue rien que la
conduite des Medecins ne nous
fasse voir. Les vices dont il les

accufe, s'y remarquent ordinairement accompagnez de
beaucoup d'autres. Jugez de
tout cela fi la Medecine peut
jamais eſtre bien aſſortie avec
le Chriſtianiſme qui ne reſpire
que fainteté. Le fecret d'ajuſter
deux chofes fi contraires ? pour
moy je ne le comprens pas.

Aprés les paſſages, répondit Sofandre, que je vous ay cité de Galien, qui a remply tous
fes ouvrages des loüanges de
Dieu , je ne fçay comment
vous pouvez dire que les Medecins n'en proferent jamais le
nom, & n'en reconnoiſſent jamais la puiſſance. Cela n'eſt
guere conforme au témoigna-
Hipp.l.de ge d'Hippocrate, qui remarque
decent. dés fon fiecle, que dans les ma-
ornat. ladies les Medecins déferoient
beaucoup au pouvoir des

Dieux. Il est vray qu'en expli-
quant les effets de la Nature,
ils n'ont pas toujours recours à
la toute-puissance de Dieu ny
aux miracles , mais aux causes
sensibles : & c'est pour cela
qu'on les nomme *des Physiciens
sensuels*, ou pour mieux dire,
attachez aux sens. N'est-ce pas
comme en doit agir un bon
Physicien ? Voulez-vous qu'à la
façon des ignorans , ils aillent
à tous propos appeller Dieu à
leur secours, & le faire venir,
comme on dit, à force de ma-
chines pour les tirer d'embar-
ras ? Ne seroit-ce pas s'attirer
la raillerie des personnes éclai-
rées, qui sçavent que les sciences, selon leurs differentes fins ,
doivent tenir des voyes differentes pour y parvenir ? Un
Theologien fonde tout ce qu'il

avance sur les principes de la
revelation ; le Jurisconsulte sur
l'autorité des loix; & le Medecin
ne doit appuyer ses opinions
que sur l'experience, & sur les
raisons sensibles. La Medecine
en suivant cette route, ne peut
jamais nous éloigner de Dieu,
puisque S. Paul enseigne qu'elle
y doit conduire les hômes. C'est
donc une erreur insoustenable
de dire que pour estre bon Medecin , il faut estre méchant
homme: car sans m'arrester aux
resveries d'Apponensis , qui
pour sa belle doctrine, & ses a-
ctions éclatantes, fut mis en un
cachot où il mourut pendant
que les inquisiteurs instruisoient
son procez,& qui fut ensuite brû-
lé en effigie , un homme judicieux peut-il s'imaginer que
pour exercer heureusement le

plus charitable des arts , il faut devenir le plus malin , & le plus abandonné des hommes : Dieu aura-il estably parmy nous une science pour la guerison des corps, qui ne peut se pratiquer qu'en ruinant la santé de l'ame, qui est beaucoup plus precieuse ? *Dieu a fait le Medecin*, dit l'Ecclesiastique , si la malice est necessaire à sa perfection , comme dit Apponensis , Dieu dont les ouvrages sont parfaits , luy aura donc communiqué la malice ; qui l'ose dire ? mais quelle voye la Medecine prepare-elle au vice ? il faut comme le prouve Galien en un livre qu'il a fait exprés, qu'un Medecin soit bon Philosophe , il faut qu'il sçache la morale qui est l'art de regler les mœurs , soit pour moderer l'excez des passions

F f iij

qui empefche la guerifon des maladies corporelles, foit pour guerir par l'adreffe de fes raifons les maladies de l'efprit. Pour venir à bout de fes deffeins, le dereglement des mœurs eft-il un moyen plus propre que la fageffe & la vertu. Bien loin que la Medecine incline à l'atheifme & au libertinage : je fouftiens au contraire que de toutes les fciences naturelles, il n'en eft point qui eleve plus l'homme à la connoiffance de Dieu que la Medecine. Rien ne nous detache plus de la creature, & ne nous entraifne plus fortement à Dieu, que la connoiffance parfaite de noftre foibleffe & de noftre neant ; rien ne nous engage plus à fonger à une autre vie, que la confideration de

noſtre mort. l'homme voyant
tout à craindre dans ſa miſere ,
& ne trouvant rien autour de
ſoy qui le puiſſe défendre contre tant de maux , eſt obligé de
recourir à un eſtre immuable
& tout puiſſant. C'eſtpourquoy
un ancien diſoit que la crainte
eſtoit la premiere qui avoit eſtably dans le monde la religion
& la creance des Dieux : & le
prophete Roy a dit plus ſage-
ment que la crainte eſtoit le
commencement de la ſageſſe.
Or je vous prie de me dire ,
s'il eſt une ſcience au monde
qui repreſente mieux à l'homme ſa propre foibleſſe. Les maladies qui en ſont les plus grandes marques , ſont le ſujet ordinaire ſes eſtudes. Un Medecin connoiſt à l'œil que cette
force imaginaire du corps dont

F f iiij

les hommes fe flatrent fi vaine-
ment, eft fondée fur un foible
temperament, fur une mem-
brane delicate, fur un filet de
nerf, fur un vaiffeau capillaire;
il voit tous les jours les plus
violens abatus ou par un grain
de fable dans les reins, ou par
une goute de ferofité dans les
jointures, ou par un peu de
fang épanché dans le cerveau.
Mais combien de fois fon employ luy met-il devant les yeux
ce grand prefervatif du Sage
contre le peché, je veux dire
la mort; il ne la confidere pas
en paffant, mais lorfqu'il s'occupe à la diffection des cada-
vres humains, il faut malgré
luy qu'il l'envifage à loifir, &
qu'il s'en imprime l'idée bien
avant : que de fages & de
grandes reflexions n'eft-il pas

alors pressé de faire?

La difficulté qu'il trouve souvent dans ses desseins, l'obscurité de ses lumieres, l'incertitude de ses remedes, le peril pressant des-malades confiez à ses soins, ne luy sont-ils pas autant d'obligations indispensables de lever les yeux au Ciel, puisqu'il ne voit rien sur la terre qui soit capable de le secourir dans ces extremitez? C'est ce que le Sage prevoyoit bien quand il disoit, *Que les Medecins pressez des dangers de la maladie invoqueroient le Seigneur, afin qu'il prist soin de leur repos, & de la santé de leurs malades.*

Neanmoins aprés tout cela, le Medecin voyant souvent, que malgré tous les remedes qui luy ont mille fois reüssi, les maladies s'opiniastrent & se redou-

Ipsi vero Dominū deprecabuntur, ut dirigat requiem eorum ac sanitatem. Eccli. 38.

blent, que peut-il penſer alors?
ſinon que la puiſſance abſoluë
du Dieu de la Nature en diſpo-
ſe comme il luy plaiſt. C'eſt la
belle & la ſolide reflexion qui
éleva autrefois l'eſprit d'Hippocrate à la connoiſſance & au
reſpect de la divinité. *La connoiſſance, dit-il, des Dieux eſt
imprimée dans l'eſprit du Medecin plus avant que toute autre
penſée. Car dans les maladies
& les ſymptomes qui y ſur-
viennent, le Medecin leur té-
moigne toujours une grande veneration. Comme les Medecins
voyent que le pouvoir de leur art
eſt fort limité, ils attribuent
beaucoup de choſes aux Dieux;
& s'ils entreprennent la gueriſon de pluſieurs maladies, ſouvent ils ſont obligez de ceder à
leur puiſſance divine.*

Scientia
de diis
vel ma-
xime a-
nimo
medici
implexa
eſt. E-
nim in
aliis affe
ctionibus
& in
ſympto-
matis ac-
cidenti-
bus me-
dicina
erga deos
valde re-
verenter
ſe habere
comperi-
tur. Me
dici vero
diis con-
cedunt:
non enim
eſt po-
tentia in

Regardons icy l'experience, dit Cariste, & laiſſons les raiſonnemens, on en peut faire de part & d'autre d'aſſez plauſibles.

Il eſt vray, repartit Soſandre, que la malice peut regner dans la Medecine plus ſeurement qu'en quelques autres profeſſions, parce qu'elle trouve mieux à ſe déguiſer, & qu'elle y joüit d'une pleine impunité, mais cette malice contribuë-t-elle à la ſcience du Medecin. Hippocrate & Galien dont la ſageſſe ont eſté admirées de tout temps, ſur ce pied auroient eſté de fort mauvais Medecins. Puiſque c'eſt l'experience que vous nous oppoſez, je veux vous en convaincre par elle meſme.

Le Sauveur du monde trou-

ipſa redundans. Nam & hi multa quidem aggrediuntur, multa vero etiam per ſeipſa ab ipſis ſuperantur. *Hipp. l. de decenti orn.*

va l'employ de la Medecine si convenable à sa sainteté, & si peu contraire à la Religion, que venant établir cette mesme Religion, il ne voulut point d'autre exercice que celuy-là. *Il parcouroit*, dit l'Evangile, *toute la Judée prêchant l'Evangile & guerissant toutes les infirmitez & les maladies dont le peuple estoit affligé.* Voyez-vous comme il joint ensemble la predication de l'Evangile & la guerison des maladies. Le mesme Sauveur voulut que ses Apostres en conservassent l'union, il leur commanda également de guerir les malades, & d'annoncer la foy.

Que cela est bon, dit Cleante, vous pretendez donc aggreger vostre Faculté au sacré College des Apostres, &

vous voulez mettre le Fils de Dieu en teste du catalogue de vos Medecins, le paralele est admirable ?

Je sçay, répondit Sofandre, que la Medecine du Fils de Dieu est differente de la nostre en la maniere d'estre pratiquée. Il agissoit par des voyes surnaturelles, & nous suivons la Nature: mais pouvez-vous disconvenir qu'elles soient semblables dans leur employ & dans leur fin, qui n'est autre que de rendre la santé ? & comme la fin est ce qui donne le caractere essentiel aux actions, on doit dire que ces deux exercices de la Medecine, differens en la maniere, sont semblables en leur essence ; consequemment que si l'un est absolument bon, l'autre ne peut pas estre mauvais en foy, ny porter de fa nature au defordre.

Mais nous avons beaucoup d'autres Saints qui ont pratiqué la Medecine femblable en tout à la noftre. Entr'autres l'Evangelifte S. Luc, S. Bafi-le le Grand, S. Gregoire de Nazianzene, S. Pantaleon, S. Cofme & S. Damien : le **28. Febr.** Martyrologe Romain fait mention de plufieurs Medecins, qui durant une pefte qui ravageoit le peuple fous l'Empire de Valerien, s'attacherent au traitement des peftiferez, & aprés l'exercice de cette genereufe charité, ils furent pris par le commandement du tyran, & repandirent conftamment leur fang pour la foy de Jefus-Chrift. Enfuite l'Eglife ayant efté delivrée de la perfe-

cution des tyrans, les Ecclesiastiques & les Religieux firent
de la Medecine une estude
ordinaire : entre lesquels nos
Roys avoient coustume de
choisir ceux à qui ils confioient
le soin de leur santé. De ce
nombre les plus illustres furent
Obizo Moine de saint Vi-
ctor, Medecin de Louys le
Gros ; Rigord Religieux de
l'Abbaye de saint Denis, l'e-
stoit de Philippes II. Pierre
Lombard Chanoine de Char-
tre, fut Medecin de Louys
VII. Pierre Gilles de Cor-
beil servit sous Philippes Auguste en la mesme qualité ;
Robert de Provins Ecclesiastique estoit Medecin de saint
Louys ; Robert de Doüay
Chanoine de Senlis, qui de ses
biens contribua beaucoup avec

Antiqui-
tez de
Paris.
Naud. in
Orat. de
Soho. Pa-
ris.

Robert de Sorbonne à la fondation du College qu'il fit pour les estudians en Theologie, fut Medecin de Marguerite de Provence épouse du mesme saint Louys ; Gervais Chrestien , premier Medecin de Charles V. fut Chanoine de Noftre-Dame de Paris , & y fonda le College nommé de maiftre Gervais ; Louys X I. prit pour fon Medecin Louys Cottier qui fut Evefque d'Amiens ; Charles V I I I. eut pour Medecin Jacques Defparts Chanoine des Eglifes de Paris & de Tournay , & François I. eut en cette qualité Vidus Vidius qu'il honora de plufieurs grands benefices ; le docte Marcille Ficin fut Preftre & Medecin tout enfemble ; Philippes Benitio Medecin de Padouë

Abraham Brovius in nomen SS.Meo. ad 22. diem Aug.

Campegius in diverf. oper.

Pardoüé , fut fondateur de l'Ordre des Serviteurs de la Vierge ; Conſtantius l'Affricain Moine de S. Benoiſt , fut ſi ſçavant en Medecine , qu'il en compoſa pluſieurs livres ; Jean de S. Amand Chanoine de Tournay , Jean de Guiſco fondateur du College de Cornuaille & Chanoine de Paris eſtoient Medecins, Henry Thibout Penitencier de l'Egliſe de Paris , fut Doyen de la Faculté de Medecine de Paris ; Jean Roſée , Michel de Cologne , Jean Ruel, furent Medecins & Chanoines de Paris ; Guy de Cauliac , Arnaud de Villeneuve , Jean de Aleſto , auſſi bien que pluſieurs autres furent Medecins & Chapelains de divers Papes ; la doctrine & la pieté en eſt eya même pluſieurs aux Pre-

Naud.
ibid.
Caſtel. de
illuſt.
medi.

Gg

latures ; Nicolas Ferveham fut
facré Evefque, auffi bien que
celuy que Clement V. fit Ar-
chevefque de Mayence , par
cette raifon , dit Spondanus,
*qu'eftant fort expert à guerir
les corps, il meritoit eftre em-
ployé à la cure des ames ;* Louys
de Padouë de la mefme profeffion fut élevé au Cardinalat,
& fut honoré du Patriarchat
d'Aquilée , par Eugene IV.
Vitalis de Furno excellent Medecin merita d'eftre promeu à
la mefme dignité de Cardinal :
mais fur tous eft remarquable
Petrus Hifpanus fçavant Medecin, qui fut eflevé au Ponti-
ficat fous le nom de Jean XXI.
à voftre avis, Cleante, ne font-
ce pas là de beaux échantil-
lons de l'atheifme des Medecins, & qui peut douter, aprés,

cela , de l'incompatibilité du Chriftianifme avec la Medecine ? elle fut fi grande en effet , qu'autrefois à Paris les Medecins faifoient leurs affemblées & leurs leçons, tantoft dans l'Eglife Noftre-Dame de Paris , tantoft à fainte Geneviéve des Ardens , fouvent au Chapitre des Mathurins , & depuis en la Chapelle de faint Yves. Voila des athées affez extraordinaires ! les autres fuïent les Eglifes ; ceux cy les recherchent ; ils viennent jufques au pied des Autels eftaler leur doctrine fcandaleufe ; & ce qui eft eftrange, on les fouffre , & on les éleve aux prebandes & aux eminentes dignités de l'Eglife. Vous l'aviez bien dit , Carifte , que l'experience nous apprenoit que la Medecine & la Re-

Antiquitez de Paris.

G g ij

ligion estoient ennemies , &
qu'on ne pouvoit estre Medecin qu'on ne fust tres-mechant
homme.

Cariste convaincu par toutes ces remarques , reconnut
honnestement qu'il avoit avancé une proposition un peu hardie , dont il n'avoit jamais esté
bien persuadé. Mais Cleante
moins sincere , voulant faire en
sorte qu'on ne tirast pas grand
avantage de cet aveu. Dieu
veueille , ajoûta-t-il , qu'en ce
temps la Religion s'accorde
aussi bien qu'autre fois avec la
Medecine. J'en doute fort : &
je croy , à dire vray , que depuis
que les Ecclesiastiques & les
Religieux ont abandonné la
Medecine , les Medecins ont
aussi abandonné la Religion.

Les Ecclesiastiques , reprit

Sofandre, n'ont pas encore tellement abandonné la Medecine que vous le penfez. Ne trou-
ve-t-on pas encore beaucoup
de Medecins parmy les Preftres, les Beneficiers, & les Religieux.

Quoy que la pieté & la Medecine, dit Carifte, ne foient
pas incompatibles, & que je
croïe que la charité attire ces
perfonnes au traittement des
malades ; je ne fçay pourtant fi
l'on ne pourroit rien dire contre cet ufage. Je reconnois bien
avec vous que pendant quelques fiecles l'Eglife l'a toleré ;
parce qu'alors l'ignorance e-
ftant répanduë par tout, on
trouvoit peu de perfonnes qui
s'occupaffent diligemment à
l'étude de la Medecine. Cette
mere charitable aima mieux re-

laſcher quelque choſe des droits
qu'elle avoit ſur ſes miniſtres,
que de voir perir ſes enfans ſans
aucun ſecours. Mais depuis que
les temps ſont devenus plus é-
clairez, & que le nombre des
Medecins s'eſt accreu , elle a
changé cet ordre & retranché
cet uſage. Le Pape Alexandre,
dans le Concile de Tours , défendit aux Religieux , ſous peine d'excommunication , de ſortir de leurs Cloiſtres , pour aller
étudier en Medecine. Hono-
rius I I I. paſſant plus avant declare les contrevenans excom-
muniez *ipſo facto*. Gregoire X.
fit les meſmes défenſes aux Eccleſiaſtiques non reguliers.

Le deſſein de l'Egliſe dans
ces prohibitions a eſté ſans doute de retenir ſes ſujets attachez
à leurs fonctions , & d'empé-

cher, comme parlent les Conciles aprés S. Paul, qu'un Ministre des Autels aille s'immiscer aux affaires des seculiers. Lors qu'un homme attaché à Dieu par l'engagement de ce saint état, s'adonne à l'étude de la Medecine, il se répand dans le monde, & s'embarasse l'esprit de mille choses qui ne sont point de sa vocation. Mais quand il en embrasse la pratique, il s'engage encore bien plus avant dans le commerce des seculiers. Il faut qu'il aille en tous lieux qu'il frequente toute sorte & de personnes & de sexes. Tout cela ne blesse-t-il point la bienseance & la veneration qu'on doit avoir pour un si auguste caractere ? Que devient alors le silence, la retraite, la fuite du monde, dont les Religieux ont fait un veu solennel ? On me feroit plaifir d'accorder toutes ces chofes. Et je croy que fi, comme autrefois, on pouvoit unir la pratique de la Medecine avec la fainteté du plus parfait des états, les malades en feroient beaucoup mieux traitez. Mais j'y trouve de la difficulté : car ou ces perfonnes confacrées à Dieu, quittent les emplois fpirituels de la pieté pour ceux de la Medecine ; ou ils les entreprennent tous deux enfemble. S'ils quittent l'Eglife pour la Medecine ; la conduite des ames pour celle des corps ; le foin du falut eternel, pour celuy d'une fanté periffable ; & la moiffon du Seigneur qui manque d'ouvriers, pour celle du fiecle, où les moiffonneurs

fe

se pressent & s'incommodent
l'un l'autre, n'est-ce pas le choix
le plus aveugle & le plus temeraire ? N'est-ce pas fermer l'o-
reille au precepte de S. Paul, 1. *Cor.* 7.
qui ordonne à un chacun de demeurer dans les bornes de l'é-
tat où Dieu l'a appellé ; & à celuy de Fils de Dieu, qui défend
à ceux qui le suivent, de le quitter pour quelque specieux exercice de charité qui semble les
appeller ? Que si ces mesmes
personnes pretendent joindre
ensemble les saints exercices
d'un Religieux ou d'un Prestre,
& ceux du Medecin, ce partage ne les met-il pas dans une
impuissance visible de satisfaire
à deux emplois si vastes & si
difficiles ?

Ce que je dis icy des autres
semble devoir retomber sur

Hh

moy, & l'on pourroit de mefme m'accufer d'avoir embraffé
une autre profeffion avec l'état
Ecclefiaftique. Si je fuis tombé
dans le mefme défaut, je ne feray point honteux de reconnoiftre ma faute : mais j'ay à répondre qu'outre que je ne fuis
point engagé dans les Ordres fa-
crez, ny lié par des vœux folen-
nels, c'eft qu'avant que de fuivre
l'état clerical, j'eftois depuis plufieurs années attaché à l'étude
du Droit, qui femble moins in-
compatible avec les fonctions
Ecclefiaftiques que la Medecine. La pratique de celle-cy ex-
pofe les Ecclefiaftiques à des
dangers confiderables. Ces perfonnes ou faute de capacité fuf-
fifante, ou par des revers que les
plus habiles ne peuvent éviter,
côtribuênt quelquefois à la mort

des malades. Qu'arrive-t-il a-
lors ? Ils deviennent chargez de
l'irregularité, que l'Eglise nomme *à sanguine*, pour avoir par-
ticipé à la mort de leur pro-
chain : dés ce temps ils demeu-
rent incapables de toute fon-
ction Ecclesiastique, & ce sont
des membres perclus & odieux
à l'Eglise, qui abhorre le sang
dont elle les voit couverts.

Voyez aprés cela si la pratique de la Medecine n'a pas
quelque incompatibilité avec
les devoirs Ecclesiastiques.

Sosandre témoigna qu'il y
avoit en effet quelque difficulté
dans l'union de ces deux emplois : mais comme cette question n'estoit pas de sa connoissance, il ne voulut rien decider.
Peut-estre, dit-il, quelqu'un
mieux entendu que moy en ces

matieres, y trouveroit quelque adouciſſement. Je m'en rapporte au jugement de la Sorbonne & de Meſſieurs les Prelats, à qui il appartient de regler ces choſes.

Pour moy, dit auſſi-toſt Cleante, je croy qu'il n'y a point à balancer là deſſus. La Medecine doit eſtre interdite auſſi-bien aux Eccleſiaſtiques & aux Religieux, qu'aux gens du ſiecle. On ne pourroit jamais faire de reglement plus ſalutaire au genre humain.

En ſuite il s'étendit ſur l'invective, qu'il alloit pouſſer fort loin, ſi Cariſte ne l'euſt retenu.

Nous nous ſommes, luy dit-il, d'un air modeſte, aſſez égayez ſur ce ſujet. Pour moy ce que j'ay dit juſques à preſent au deſavantage de cet art, n'eſtoit

que pour mieux démefler les
abus qu'on en fait, d'avec fon le-
gitime ufage. Il eft temps de fe
rendre à la verité, & de reconnoiftre le pouvoir de la Medecine; nous fommes tous fes tri-
butaires. *La Philofophie*, dit
Quintilien, *eft une fcience fort
élevée, mais elle fert à peu de
perfonnes; l'eloquence eft quelque
chofe d'admirable, mais elle ne
nuit pas à moins de gens, qu'elle
en oblige. La Medecine feule eft
une fcience dont tous les hommes
ont befoin.* Comme nous ne
pouvons trop detefter les mauvais Medecins, nous devons ai-
mer les bons comme les meil-
leurs amis que nous ayons. Les
autres nous vifitent lors que
nous fommes en fanté. Mais fi
une maladie terrible ou conta-
gieufe nous frappe comme la

Sit phi-
lofophiæ
res fum-
ma ad
paucos
pertinet
fit elo-
quentiæ
res ad-
mirabilis
non plu-
ribus
prodeft
quam
nocet,
fola eft
Medici-
na qua
opus eft
omnibus.

phrenefie, l'epilepfie ; la differterie, la pefte, les amis & les parens nous abandonnent. Le Medecin feul le plus fidele de tous, comme ceux dont parle le Martyrologe que Sofandre a cité, affifte fon malade, non pas d'une prefence de civilité, mais qui veille à défendre fa vie au peril de la fienne ; j'avouë avec Seneque, qu'on ne peut reconnoiftre affez les foins d'un femblable Medecin.

La malice des hommes, dit Sofandre, a bien trouvé en ce fiecle le fecret de s'acquiter envers eux, on les noircit de medifances, ils font le joüet ordinaire des compagnies, on les traduit fur le theatre pour eftre la fable bannale du peuple.

La foule des ingrats, reprit Carifte, ne doit point refroidir

Medico in majus gratia referri non poteft folet enim Medicus vitam dare.

le zele qu'ils ont de faire du bien en l'exercice de leur art. La difgrace du peuple eft le prix que les grands hommes en ont toujours receu pour recompenfe de leurs fervices. Il n'eft pas befoin de recher-cher icy les anciennes hiftoires de Lycurge, de Miltiades, de Pericles, de Solon, de Scipion, & de Manlius. Voyez Louis XII. qui pour fa clemence & fes liberalitez fut nommé *le Pere du peuple*; n'eut-on pas l'info-lence de le jouer en plein thea-tre comme un avare, qui beu-voit dans un vafe remply de pieces d'or fans fe pouvoir raf-fafier ? Ce Prince genereux au lieu de s'en irriter, n'en fit que rire, & loüa mefme l'invention de l'auteur. Jamais perfonne ne fit tant de bien au monde,

que le grand Medecin defcen-
du des Cieux. Il gueriſſoit tous
les malades qu'on luy preſentoit : cependant perſonne ne
fût plus maltraité de la medi-
ſance. *Il guerit des ingrats*,
dit Tertulien. Ceux qu'il com-
bloit de faveurs reſolurent ſa
perte : on l'expoſa ſur le thea-
tre le montrant au doigt, comme un ſpectacle d'horreur à
tout le peuple. Ne vous ébran-
lez donc pas ſi l'on produit la
Medecine ſur la ſcene. Laiſſons
les railleurs rire de la Religion
& de la Medecine juſqu'à la
premiere maladie. Elle les fera ſages, & ils ne manqueront
pas alors de courir aux Preſtres,
auſſi bien qu'aux Medecins.
Car, comme dit Eraſme, *Dieu*
ny le Medecin ne ſont gueres re-
connus & reſpectez qu'à l'extre-

mité de la maladie. Et lors que
le secours de l'un & de l'autre les
a delivrez du peril, ils s'en moc-
quent également.

La Medecine, repliqua Sosandre, est infiniment honorée d'un
paralele si glorieux. Ses mépris
luy sont doux, puisqu'elle les
partage avec la Religion. Toutes deux viennent immediatement de Dieu ; elles travaillent
à conserver la santé, l'une de
l'ame & l'autre du corps ; leurs
principes sont des mysteres ob-
scurs, qui ne se laissent découvrir
qu'à ceux qui s'adonnent ar-
demment à leur recherche ; l'u-
ne & l'autre pour arriver à leurs
fins, ordonnent des choses pe-
nibles, le travail, la patience,
l'abstinence, la sobrieté, la temperance ; elles font également
revenir aux hommes la pensée

de leur foiblesse & de la mort;
& toutes ces choses les rendent
semblablement odieuses aux
sensuels, & aimables aux sages.

Pour toutes les raisons qu'on
avoit alleguées, Cleante ne
pût rien relascher de son aversion contre la Medecine. Il témoigna neanmoins qu'il n'en
estoit pas moins amy de Sosandre, il luy fit toutes les offres
imaginables de service, enfin
aprés quelques civilitez ils prirent congé l'un de l'autre, & finirent ainsi leurs entretiens.

FIN.

Extrait du Privilege du Roy.

PAr Grace & Privilege du Roy,
donné à Paris le 24. jour de De-
cembre 1676. signé , par le Roy en
son Conseil , DALENCE'. Il est permis
au sieur G. DE BEZANÇON D. M.
de faire imprimer , vendre & debiter
par tel Imprimeur & Libraire qu'il
luy plaira , un livre intitulé *Les
Medecins à la Censure , ou Entretiens
sur la Medecine* , pendant le temps
& espace de huit années , & défen-
ses sont faites à tous autres que ceux
qu'il aura choisis , d'imprimer ou
faire imprimer , vendre ny debiter
ledit livre sur les peines portées par
ledit Privilege.

Registré sur le Livre de la Commu-
nauté le 8. Janvier 1677.

D. THIERRY Syndic,

Achevé d'imprimer pour la premiere fois le 1. de
Mars 1677.

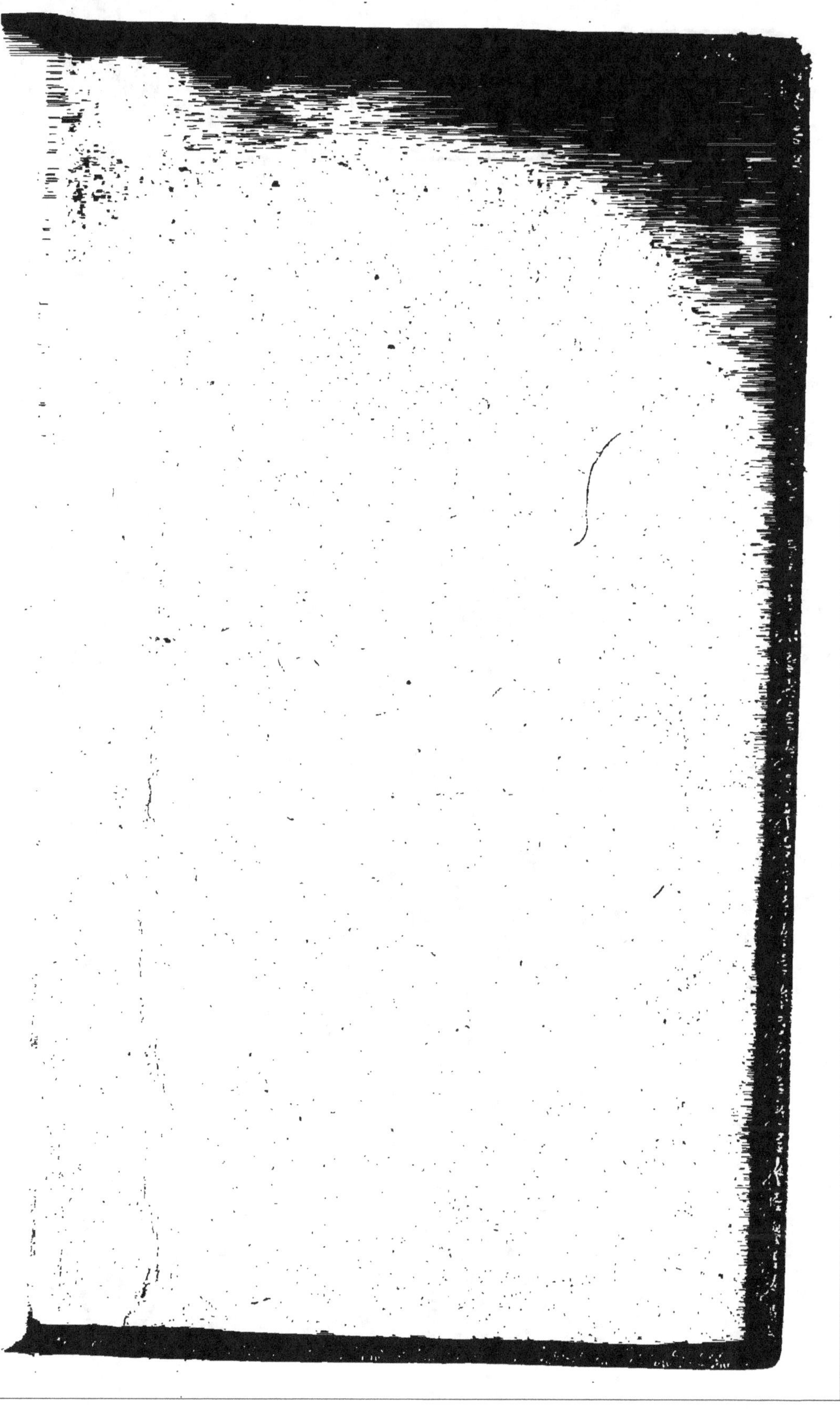

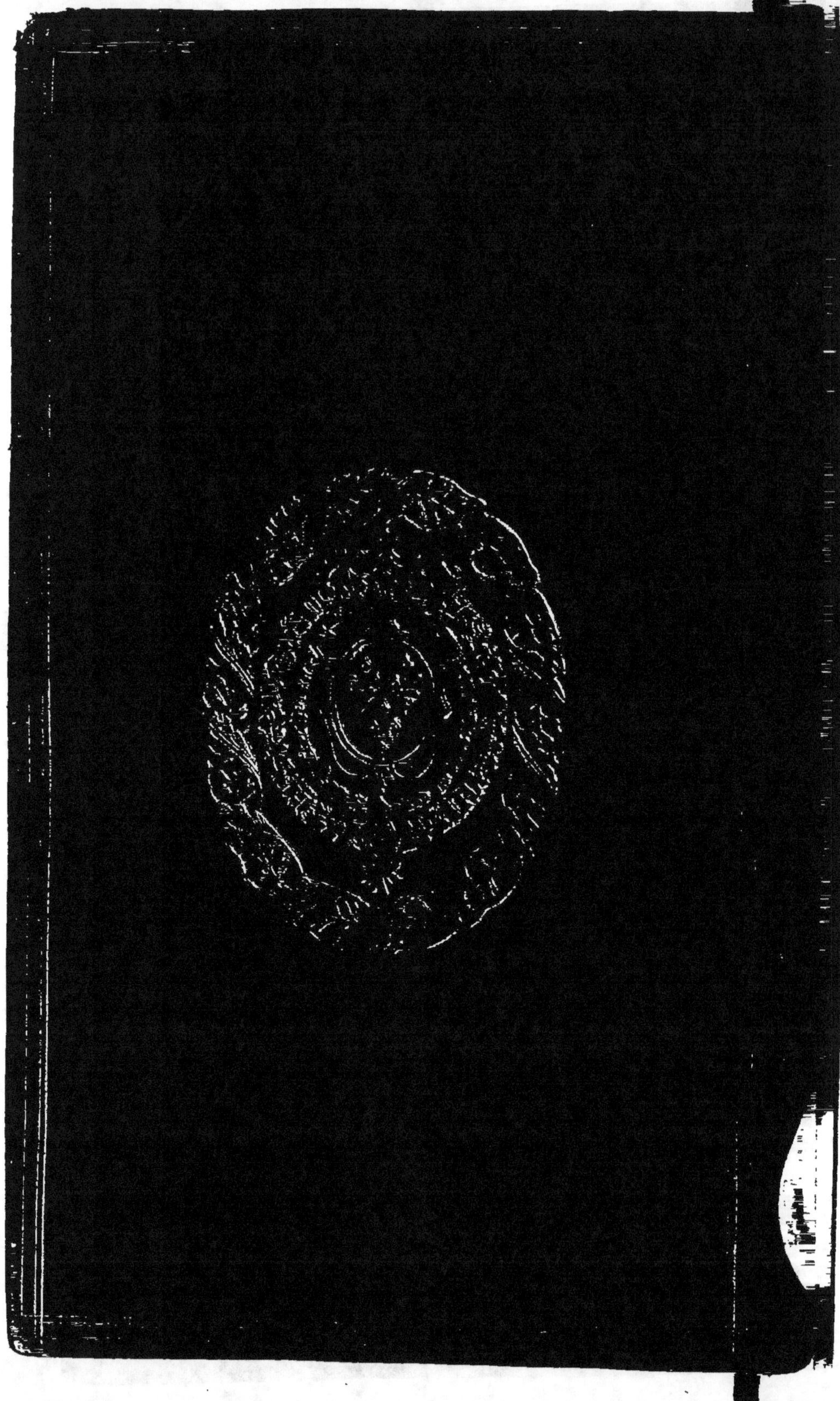

www.ingramcontent.com/pod-product-compliance
Lightning Source LLC
LaVergne TN
LVHW050248060726
842525LV00002B/247